Ratgeber Panikstörung und Agoraphobie

Ratgeber zur Reihe Fortschritte der Psychotherapie
Band 14

Ratgeber Panikstörung und Agoraphobie

von Prof. Dr. Nina Heinrichs

Herausgeber der Reihe:
Prof. Dr. Dietmar Schulte, Prof. Dr. Kurt Hahlweg,
Prof. Dr. Jürgen Margraf, Prof. Dr. Dieter Vaitl

Begründer der Reihe:
Dietmar Schulte, Klaus Grawe, Kurt Hahlweg, Dieter Vaitl

Ratgeber Panikstörung und Agoraphobie

Informationen für Betroffene und Angehörige

von Nina Heinrichs

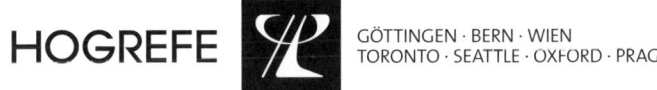

HOGREFE

GÖTTINGEN · BERN · WIEN
TORONTO · SEATTLE · OXFORD · PRAG

Prof. Dr. Nina Heinrichs, 1992-1998 Studium der Psychologie in Marburg. 2001 Promotion. 2003 Berufung auf eine Juniorprofessur für Klinische Psychologie, Psychotherapie und Diagnostik an der Universität Braunschweig. Psychologische Psychotherapeutin (Verhaltenstherapie). Forschungsschwerpunkte: Angststörungen (Soziale Phobie, Agoraphobie und Panikstörung), kindliche emotionale Störungen und Verhaltensstörungen, Krebserkrankungen der Frau.

Bibliografische Information der Deutschen Nationalbibliothek

Die Deutsche Nationalbibliothek verzeichnet diese Publikation in der Deutschen Nationalbibliografie; detaillierte bibliografische Daten sind im Internet über http://dnb.d-nb.de abrufbar.

© 2007 Hogrefe Verlag GmbH & Co. KG
Göttingen · Bern · Wien · Toronto · Seattle · Oxford · Prag
Rohnsweg 25, 37085 Göttingen

http://www.hogrefe.de
Aktuelle Informationen · Weitere Titel zum Thema · Ergänzende Materialien

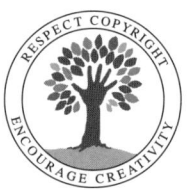
Umschlagabbildung: © Getty Images, München
Satz: Grafik-Design Fischer, Weimar
Gesamtherstellung: AZ Druck und Datentechnik GmbH, Kempten
Printed in Germany
Auf säurefreiem Papier gedruckt

ISBN: 978-3-8017-1986-9

Inhaltsverzeichnis

Vorwort

Vielleicht haben Sie sich dieses Buch gekauft, weil Sie bereits wissen, dass Sie eine *„Panikstörung"* oder eine *„Agoraphobie"* haben. Beides sind *psychische Störungen*. Man spricht von *psychischen Störungen*, wenn ein Mensch in seinem Erleben und Verhalten deutlich abweicht von psychisch gesunden Menschen. Menschen mit psychischen Störungen fühlen sich seelisch (und oft auch körperlich) stark belastet und eingeschränkt, sie „leiden" und können häufig ihren Alltag nicht mehr in gewohnter Weise bewältigen. Es gibt viele unterschiedliche psychische Störungen, eine Form psychischer Störungen sind die Angststörungen. Man nennt sie so, weil ihr hauptsächliches Kennzeichen das Erleben von intensiver Angst ist. Sowohl die Panikstörung als auch die Agoraphobie sind unterschiedliche Formen von Angststörungen.

Wenn Sie von einer Angststörung betroffen sind, brauche ich Ihnen nicht zu sagen, wie man sich fühlt, wenn man tagtäglich Angst verspürt. Bei der *Panikstörung* berichten Betroffene von plötzlichen Anfällen von Angst, die unbegründet aufzutreten scheinen, ohne eine erkennbare Bedrohung. Manche Betroffenen berichten auch davon, nachts plötzlich aus dem Schlaf hochzuschrecken, meist mit schlimmer Atemnot oder starken Gefühlen der Unwirklichkeit. „Panik" kommt aus heiterem Himmel, für viele Betroffene nicht nur *unerwartet*, sondern auch *unerklärlich*.

Bei der *Agoraphobie* – ganz im Gegenteil zu der Panikstörung – erwarten Betroffene einen Angstanfall, wenn sie in eine bestimmte Situation geraten. Sie können es „vorhersehen". Deswegen beginnen sie, Situationen zu vermeiden, bei denen sie einen solchen „Anfall" erwarten. Das bedeutet für viele Betroffene (und Angehörige), keinen gemeinsamen Familienurlaub mehr, keine ausgedehnten Spaziergänge in einsamen Gegenden, manchmal noch nicht einmal mehr als ein paar Meter von dem eigenen Zuhause weg sein können. Die Agoraphobie ist eine Form einer phobischen Störung.

Phobische Störungen zeichnen sich durch eine unbegründete, anhaltende Angst vor Situationen, Gegenständen, Tätigkeiten oder Personen aus. Beide Störungen, die Panikstörung und auch die Agoraphobie, werden in diesem Ratgeber noch ausführlich besprochen.

Sie haben nun unter Umständen einen Vorteil gegenüber anderen Betroffenen, falls bei Ihnen (oder Ihrem Angehörigen) diese Erkrankung bereits festgestellt wurde. Im Schnitt dauert es etwa 7 Jahre, bis Betroffene die korrekte Diagnose erhalten. Denn Panikstörung und auch Agoraphobie werden noch immer häufig falsch diagnostiziert. Das liegt vermutlich daran, dass sich insbesondere die Panikstörung durch eine Reihe von körperlichen Beschwerden bemerkbar macht. Wahrscheinlich haben auch Sie schon viele (Fach-)Ärzte aufgesucht, um Klarheit über Ihren körperlichen Zustand zu erhalten.

Der Ratgeber gibt Informationen, die dazu beitragen sollen, dass Sie
– Ihre eigenen Empfindungen verstehen lernen,
– sich mit Ihren beängstigenden Gedanken auseinandersetzen,
– Ihr Verhalten ändern, indem Sie aufhören, Ihrer Angst so viel Macht über Ihr Leben zu geben.

Die Informationen, die Sie in diesem Buch finden, mögen für manche von Ihnen ausreichen, um einen ersten „Angriff" auf Ihre Angst zu planen, für andere mag der Schritt alleine zu groß sein. Kim Basinger, zum Beispiel, hat sich einen Therapeuten gesucht, um ihre Agoraphobie mit Panikstörung zu bekämpfen, weil sie es alleine nicht schaffte. Mit gutem Erfolg!

Es ist sehr schwer, sich mit seinen eigenen Ängsten auseinanderzusetzen. In der Tat finde ich persönlich, ist es eines der mutigsten Dinge, die man in seinem Leben tun kann. Die Unterstützung von einem Therapeuten kann sehr hilfreich sein, besonders wenn man selber nicht mehr weiter weiß oder die hier vermittelten Informationen nicht ausreichend sind oder die Übungen nicht so funktionieren, wie es hier beschrieben ist. Wenn Sie einen Psychotherapeuten in Ihrer Nähe suchen, stellen Sie sicher, dass er oder sie sich mit Ihren Problemen auskennt und verzweifeln Sie nicht, wenn der oder die Erste nicht gleich die richtige Person ist. Sie finden schon jemanden. Im Anhang finden Sie Kontaktadressen von Personen, die eine Expertise für diese Störung haben (vgl. S. 87). Diese Liste ist bei Weitem nicht erschöpfend, sondern gibt nur beispielhaft Personen in verschiedenen Regionen Deutschlands an. Obwohl die meisten davon möglicherweise selbst keinen freien Therapieplatz zur Verfügung haben, können sie Ihnen helfen, vor Ort jemanden zu finden, der Ihnen behilflich ist.

Dieser Ratgeber basiert auf meinen Erfahrungen als Psychotherapeutin und Wissenschaftlerin, die ich nicht nur in Deutschland, sondern auch in den USA gesammelt habe. Viele der Inhalte stammen aus der gemeinsamen Arbeit mit meinen beiden amerikanischen Kollegen, Prof. Dr. Sandra Morissette (Psychologin und Therapeutin) sowie Prof. Dr. David Spiegel (Psychiater). Beide haben mich bei diesem Ratgeber erheblich unterstützt, indem sie mir erlaubten, Teile ihrer Arbeit zu nutzen. Insbesondere das erste Kapitel und einige der Arbeitsblätter greifen auf ein unveröffentlichtes Manuskript von Prof. Spiegel zurück, welches er mir zur Verfügung gestellt hat. Dafür bedanke ich mich sehr!

Ihnen als Leser wünsche ich nun, dass Sie möglichst viel davon profitieren. Das Mindeste, was ich mir wünschen würde, ist, dass Sie wieder ein wenig Mut finden. Dauerhaft Angst zu haben „ent-mutigt". Es ist mühselig, Angst kann so „mürbe" machen. Lassen Sie sich nicht davon unterkriegen. Ihre Angst hat kein Recht, Ihnen Ihr Leben wegzunehmen. Holen Sie es sich wieder! Sie können es schaffen! Ich drücke Ihnen die Daumen!

Braunschweig, im Juli 2006 *N. Heinrichs*

1 Panikstörung und Agoraphobie – Was ist das?

Panik ist eine extreme Form von *Furcht*. Sie zeichnet sich dadurch aus, dass sie *schnell*, *ungefragt* und *sehr intensiv* auftritt. Oft hält sie von wenigen Sekunden bis zu mehreren Minuten an. Sie ist von einer Vielzahl körperlicher Empfindungen begleitet (siehe Kasten).

Typische körperliche Empfindungen, die Panik begleiten

- Herzrasen, Herzklopfen, Herzstolpern
- Schwitzen, Zittern
- Schwindel
- Übelkeit, Durchfall
- Kurzatmigkeit oder auch Atemnot
- Taube oder kribbelnde Finger/Zehen
- Engegefühle und/oder Schmerzen in der Brust
- Gefühle der Unwirklichkeit

Normalerweise erfahren Menschen solche panikartigen Zustände, wenn sie in Lebensgefahr sind. Menschen mit einer Panikstörung erleben diese Empfindungen aber mitunter täglich, ohne in Lebensgefahr zu sein. Deswegen ist eine der wichtigsten Fragen, die Menschen mit dieser Störung beschäftigt: Woher kommen diese Empfindungen bloß? Betroffene verbringen deshalb viel Zeit mit der Suche nach einer Ursache, in erster Linie zunächst einmal einer körperlichen Ursache. Da diese körperlichen Empfindungen eine so wichtige Rolle spielen, werden wir sie später im Kapitel 1.4 noch einmal viel genauer „unter die Lupe" nehmen. Zunächst geht es erst einmal um den Unterschied zwischen Angst und Furcht (Panik).

Panik- oder auch *Furcht*reaktionen unterscheiden sich von allgemeinen *Angst*empfindungen. Angstzustände können beispielsweise länger andauern, sie kommen oft auch ungefragt, aber erreichen nicht dieselbe Intensität wie Panik (vgl. Abbildung 1). Angst und Panik haben aber auch etwas gemeinsam. Beide Begriffe kennzeichnen Emotionen und Empfindungen.

Emotionen sind grundlegende menschliche Erfahrungen, die unser Leben „mit Farbe" versehen. Sie werden auch als „Elixiere des Lebens" (Rost, 2001) bezeichnet. Jeder kennt sie, über sie zu reden fällt dennoch vielen schwer. Woher kommen solche Emotionen eigentlich?

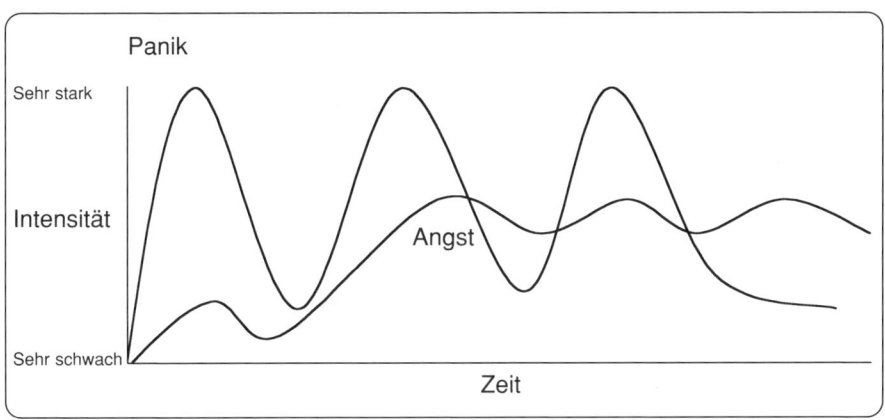

Abbildung 1: Gemeinsamkeiten und Unterschiede von Angst- und Panikreaktionen

Erzeugt werden sie in unserem Gehirn, in unserem Zentralen Nervensystem (ZNS). Deswegen ist es wichtig, dass Sie die Arbeitsweise unseres ZNS ein wenig kennenlernen. Das wird Ihnen helfen, auch etwas über Emotionen zu erfahren: nämlich wie sie entstehen, welche körperlichen Empfindungen sie begleiten und wie man sie ändern kann.

Emotionen sind allgegenwärtig, sie bestimmen unser Verhalten mit und viele von ihnen dienen auch einem bestimmten Zweck: Angst und Furcht dienen zum Beispiel unserem Überleben. Während *Furcht* primär der *Abwendung von Schaden* dient, ist Angst das Gefühl, das uns zu Flucht- oder Vermeidungsverhalten motiviert. Aggressivität ist eine weitere Empfindung, die auf derselben Ebene wie die Angst liegt. Vielleicht kennen Sie es von sich, dass Sie in manchen Situationen, in denen Sie Furcht verspüren und nicht vermeiden oder fliehen können, nicht nur ängstlich werden, sondern manchmal auch sehr ärgerlich. Die grundlegende Emotion bleibt dieselbe – Furcht – aber welche Tönung (Angst oder Ärger) dazu kommt, hängt davon ab, wie wir mit der Furcht umgehen können. Furcht kann damit als eine Basisemotion, Angst als eine „emotionale Tönung" bezeichnet werden.

Auch Tiere haben Emotionen. Man geht davon aus, dass die Verbreitung einer Emotion (über die verschiedenen Rassen hinweg) etwas über ihre Ursprünglichkeit aussagt. Und je ursprünglicher, desto wichtiger ist sie für das Überleben eines Lebewesens. Furcht ist *sehr weit* verbreitet. Sie spielt die wohl größte Rolle für unser Überleben.

1.1 Angst, Furcht und Panik verstehen

Angst und Furcht (oder auch Panik) gehören zu *einer* Gruppe von Emotionen. Jeder Mensch kennt sie, sie sind Teil unseres menschlichen Erlebens. Vielleicht gerade weil diese Gefühle so bekannt sind, haben wir Menschen viele unterschiedliche Begriffe, um diese Gruppe von Emotionen zu beschreiben (z. B. sich angespannt fühlen, nervös sein, sich sorgen). So könnte man meinen, sie unterschieden sich nur in ihrer Intensität: Wenn die Intensität milde ist, spricht man eher von Angst, wenn sie stark ist, eher von Panik. Das ist aber nicht ganz korrekt, denn Angst und Furcht sind nicht nur Schattierungen von ein und demselben Gefühl, sondern es sind zwei unterschiedliche Gefühle, die durch unterschiedliche körperliche Reaktionssysteme verursacht werden. Sie sind jeweils mit einem anderen „Netzwerk" des Nervensystems verbunden. Das heißt, Angst und Panik werden auf zwei unterschiedlichen Wegen erzeugt. Es gibt also zwei Netzwerke: Das eine, bei dessen Aktivierung ich von dem *Angstsystem* sprechen werde und das andere, bei dessen Aktivierung ich von dem *Furchtsystem* sprechen werde. Ich reduziere unsere ängstlichen Gefühle auf diese beiden Begriffe, Angst und Furcht, denn das trägt zur Verständlichkeit bei. Aber vergessen Sie nicht: Hinter diesen Begriffen stehen meist viele verschiedene Gefühlsaspekte, körperliche Veränderungen und Gedanken, die sich nur in diesen beiden Begriffen bündeln.

1.2 Das Wesen von Angst und Panik

Unter *Angst* versteht man einen Zustand, in dem wir ein Gefühl haben, dass etwas Gefährliches passieren wird, das bisher (noch) nicht eingetreten ist. Damit einhergehend haben wir meist auch ein Gefühl der Unkontrollierbarkeit: Wir meinen, die Gefahr nicht abwenden zu können. In einem solchen Zustand sind unsere Gedanken dann auch vermehrt auf unser Gefühl der Hilflosigkeit ausgerichtet: Wir fühlen uns hilflos, mit dem erwarteten oder auch befürchteten Ereignis umgehen, es bewältigen zu können. Daher kommt es oft vor, dass wir uns vermehrt Sorgen machen, wenn wir uns ängstlich fühlen. Gleichzeitig sind wir in der Regel sehr aufmerksam, v. a. in Bezug auf die Gefahr, die uns droht. Genau genommen sind wir sogar die ganze Zeit dabei, unsere Umwelt nach Zeichen von Gefahren „unter die Lupe zu nehmen".

Das erfordert eine Menge Energie, immer auf der Hut zu sein, weswegen viele Menschen mit Angststörungen auch abends häufig sehr müde sind. Der Körper steht bei Angst unter Anspannung. Er hält sich bereit, nur für den Fall, dass das befürchtete Ereignis wirklich eintreten sollte. Tatsächlich konnten viele Studien zeigen, dass Menschen in einem *mittelmäßig* starken Angstzustand tatsächlich körperlich und geistig mehr leisten können. Wenn die Angst allerdings zu hoch wird, dann verliert sie ihre leistungssteigernde Wirkung.

Das Gefühl der Angst geht auf ein bestimmtes Netzwerk zurück, das so genannte *„Halt-Schau-Hör"*-System. Dieser Name hat seinen Ursprung in dem Verhalten, dass eine Aktivierung des Systems erzeugt. Wenn es nämlich angeschaltet wird, bewegt es uns dazu, anzu*halten,* uns nach möglichen Gefahrenquellen umzu*schauen* und umzu*hören.* Es ist vergleichbar mit dem Verhalten eines Rehs, das in einem Tal ruht und den Kopf gesenkt hat. Wenn das *„Halt-Schau-Hör"*-System aktiviert wird, dann hebt das Reh den Kopf und stellt die Ohren auf. Und das ist gut so, denn irgendetwas hat ihm signalisiert, hier könnte Gefahr lauern (z. B. ein Jäger). Und genauso ist es auch bei uns Menschen.

Wenn Sie nun an einem Tag dieses System sehr häufig aktivieren, dann erscheint es manchmal so, als würden Sie gar nichts anderes mehr machen, als nach Gefahren Ausschau zu halten. Es scheint Ihnen dann schwer zu fallen, sich auf andere Dinge zu konzentrieren. Tatsächlich können Sie sich aber sehr gut konzentrieren, nämlich auf das, was Ihnen im Moment am wichtigsten erscheint: die möglichen Gefahren, die in Ihrer Umgebung „lauern". Unser Gehirn konzentriert sich immer auf das, was am wichtigsten ist. Es setzt die Prioritäten so, wie wir sie zum Überleben benötigen. Das *„Halt-Schau-Hör"*-System nimmt die Information, die über unsere Umgebung bei uns ankommt, beständig auf und vergleicht sie bei der Verarbeitung mit uns bekannten, möglichen Anzeichen von Gefahren.

Diese Anzeichen werden von jedem Menschen erlernt. Wenn das System bei diesem Vergleich eine ausreichende Ähnlichkeit feststellt, wird es dafür sorgen, dass wir unser gegenwärtiges Verhalten unterbrechen, unsere Aufmerksamkeit dem Anzeichen zuwenden und unseren Körper auf eine eventuell erforderliche Handlung vorbereiten. Diese Vorbereitungen führen zu einer Reihe von notwendigen, d. h. *benötigten* körperlichen Veränderungen (z. B. einem Anstieg der Herzrate, einer Veränderung der Atmung usw.). Dies ist nötig, um den Körper in einen Zustand zu versetzen, in dem bei tatsächlichem Eintreten des Ereignisses möglichst umgehend reagiert werden kann. Dieser Zustand kann auch als *Alarmbereitschaft* bezeichnet werden. Wir werden diese Veränderungen noch im Detail an anderer Stelle besprechen (s. Kapitel 1.4).

Die Abbildung 2 illustriert dieses System nun noch einmal. Je sicherer sich das System bei dem Vergleich ist (also je wahrscheinlicher es sich tatsächlich um eine Gefahr handelt), desto stärker sind die Auswirkungen des Systems oder man kann auch sagen, desto stärker sind die Anweisungen und Befehle des Systems (rechte Seite der Abbildung 2).

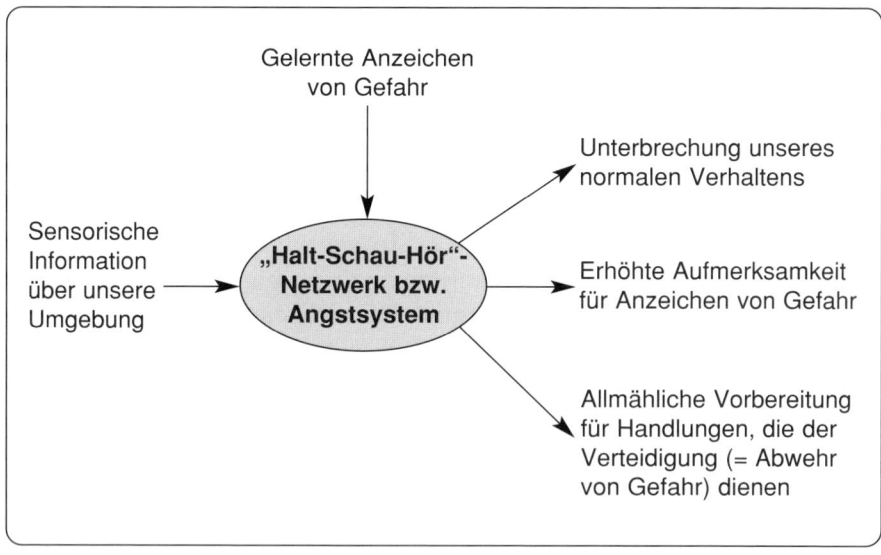

Abbildung 2: Vereinfachte Darstellung unseres Angstsystems bzw. des „Halt-Schau-Hör"-Netzwerk (adaptiert von Spiegel & Barlow, 2000).

Diese Handlungen des Systems sind für die gedanklichen und körperlichen Symptome von Angst verantwortlich. Deswegen werde ich es im Weiteren auch einfach als *Angstsystem* bezeichnen. Im Gegensatz zu Angst ist *Furcht* kein Zustand, in dem das *Eintreten* eines gefährlichen Ereignisses *befürchtet* wird, sondern in dem eine *Gefahr bereits aufgetaucht* ist. Daher wird bei Furcht auch keine Vorbereitung mehr getroffen (d. h. es wird niemand mehr in Alarmbereitschaft versetzt), sondern das Furchtsystem sorgt dafür, dass geradewegs eine volle Reaktion auf die Gefahr stattfinden kann – und zwar s o f o r t. Man kann sich das wie einen einzigen Ruck vorstellen, der ausreichen muss, um den Körper handlungsfähig zu machen. Diese Furcht erleben wir beispielsweise, wenn wir die Straße überqueren und plötzlich wahrnehmen, dass ein Auto auf uns zugerast kommt oder wenn wir plötzlich und unerwartet angegriffen werden. Wie Sie sehen, hat es in solchen Situationen gar keinen Zweck, erst langwierige Vorbereitungen zu treffen. Unser Körper und unser Geist müssen umgehend reaktionsbereit sein, ein „In-Alarmbereitschaft"-Versetzen, wie bei der Angst, ist dem Überleben nicht zweckdienlich, es dauert einfach zu lange.

Das hauptsächliche, begleitende „geistige" Kennzeichen einer solchen *Furchtreaktion* ist der *Drang wegzulaufen*. Wenn wir nicht entkommen können, sucht dieses System nach einer anderen Möglichkeit, *unser Überleben zu sichern*, nämlich uns körperlich zu verteidigen. Der Zweck der Furchtreaktion ist also unser Überleben zu sichern, indem es uns zur Flucht oder zum Kampf motiviert. Deswegen bezeichne ich dieses *Furchtsystem* auch als *„Kampf-oder-Flucht"*-System.

Die Unterschiede zu dem oben beschriebenen Angstsystem finden Sie in der Abbildung 3. Das *„Kampf-oder-Flucht"*-System erhält kontinuierlich Informationen über die Umgebung über zwei verschiedene Pfade: Der eine Pfad („die Schnellstraße" oder „Autobahn") sendet noch nicht im Detail analysierte, sensorische Informationen (Sinneseindrücke) direkt an das Netzwerk. Dieser Pfad ist sehr schnell, liefert aber dafür die Informationen noch in einem mehr oder weniger recht „rohen" Zustand. Dieser Pfad erlaubt uns eine entsprechend schnelle Reaktion, die aber manchmal unnötig ist. Der zweite Pfad (im übertragenen Sinne „die Landstraße") sendet dem Netzwerk eine analysierte Version der Information, nachdem es durch unseren denkenden Teil des Gehirns verarbeitet wurde. Dieser Pfad ist langsamer, aber genauer und demnach auch fehlerfreier als der erste.

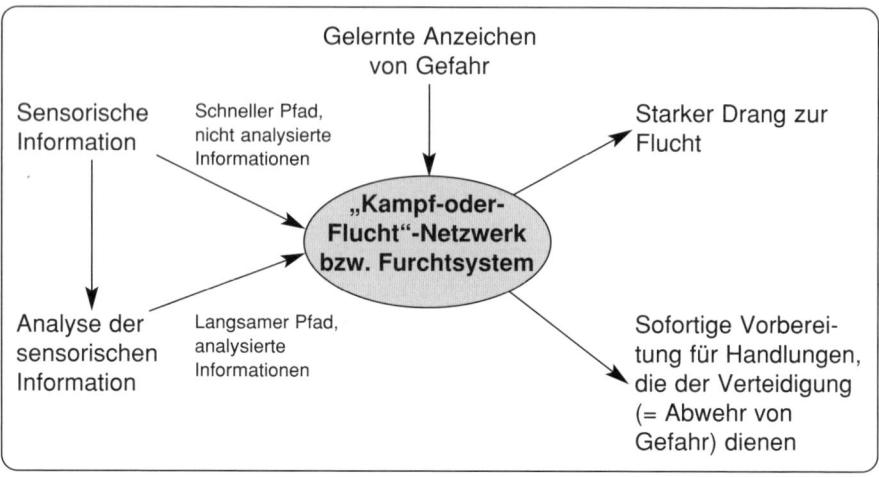

Abbildung 3: Vereinfachte Darstellung des Furchtsystems (adaptiert von Spiegel & Barlow, 2000).

Wenn das *„Kampf-oder-Flucht"*-Netzwerk eine umgehende Gefahr entdeckt, dann befiehlt es dem Körper, sofort loszulaufen oder wenn das nicht möglich ist, sich zu verteidigen. Zur gleichen Zeit setzt es eine Reihe von körperlichen Prozessen in Gang, damit diese Reaktionen gezeigt werden können. Es sind diese Handlungen des Systems, die die mentalen und körperlichen Empfindungen verursachen, die wir während der Furchtreaktionen fühlen.

Sie fragen sich vielleicht, warum brauchen wir zwei Wege? Der Hauptgrund für den schnellen (aber dafür durchaus fehlerbehafteten Weg) ist unser Drang zum Überleben. Manchmal ist es besser, erst zu handeln und dann Fragen zu stellen. Erst im Nachhinein stellt sich dann heraus, ob die Handlung wirklich nötig war oder nicht. Unser *Furchtsystem* ist nicht an den Einzelheiten der Bedrohung interessiert, es ist nur daran interessiert, unseren Körper sofort handlungsfähig zu machen. Das Furchtsystem ist sehr sensitiv und es spult die Reaktion lieber einmal zu viel (es stellt sich im Nachhinein heraus, diese Furchtreaktion wäre nicht nötig gewesen) als einmal zu wenig ab (Furchtreaktion wäre zum Überleben nötig gewesen, ist aber unterlassen worden, mögliche Konsequenz: der Tod). Das Furchtsystem funktioniert also reflexartig, wie Ihr Bein, das sich hebt, wenn der

16

Arzt auf einen bestimmten Punkt an Ihrem Knie klopft. Reflexartig bedeutet auch, *ohne Beteiligung unseres bewusst denkenden Gehirnanteils.*

Das *Angstsystem* hingegen ist sehr an den Einzelheiten der Bedrohung interessiert. Deswegen schaut und hört es auch so viel, es saugt alle Informationen auf, die es über eine potenzielle Bedrohung gibt. Demnach ist es sehr genau, verpasst in der Regel nichts und hält den Körper dauerhaft in Anspannung für den „Fall der Fälle". Am Angstsystem ist im Unterschied zum Furchtsystem unser bewusst denkendes Gehirn umfangreich beteiligt. Sie können die beiden Systeme, das Furcht- und das Angstsystem, auch mit Reglern Ihrer Musikanlage vergleichen. Das Angstsystem reguliert die Lautstärke der Anlage nach oben oder nach unten in Abhängigkeit vom Ausmaß der Bedrohung. Das Furchtsystem entspricht in diesem Modell einem Ein- und Ausschaltknopf, man könnte ihn auch als *Panikschalter oder Panikknopf* bezeichnen. Ist er einmal eingeschaltet, läuft die Furchtreaktion ab, ist er ausgeschaltet, bleibt sie aus. Sie können sich also merken: Ein bisschen Panik gibt es nicht! Eine solche Furchtreaktion ist eine Panikattacke oder ein Panikanfall. Aus diesen Überlegungen ergibt sich eine ganz bedeutende Erkenntnis, die Sie sich unbedingt merken sollten:

> Während Angst sehr stark davon abhängt, welche Gedanken wir uns in einer Situation machen, treten Furchtreaktionen (Panikanfälle) wie ein Reflex auf bestimmte Reize auf, bevor wir überhaupt darüber nachdenken können!

Diese Erkenntnis beinhaltet, dass Angst und Furcht *mit unterschiedlichen Methoden* behandelt werden müssen.

Angst und Furcht hängen aber auch miteinander zusammen: Angst kann zu Furcht werden, wenn die bisher unsichere, entfernte Bedrohung zu einer sicheren und nahen Bedrohung wird. In dem Bild mit dem Reh, das in einem Tal ruht und den Kopf und die Ohren aufgestellt hat („*Angst*"- oder auch „*Halt-Schau-Hör*"-System aktiviert), weil es meinte, etwas gehört zu haben, kann die Angst sofort zu Furcht werden, wenn es beim Beobachten der Umgebung dann tatsächlich einen Jäger sieht. Etwas Ähnliches geht bei einer Person mit Agoraphobie vor sich, wenn diese eine beängstigende Situation aufsuchen soll. Ich komme darauf im nächsten Kapitel noch einmal zu sprechen.

Panikattacken werden im Volksmund auch häufig als Angstattacken bezeichnet, was ein wenig verwirrend ist, wenn Sie die eben dargelegten Unterschiede zwischen Furcht bzw. Panik und Angst bedenken. Die Forschung hat gezeigt, dass sich die körperlichen Empfindungen, die Sie während eines Panikanfalls haben, *nicht* von denen einer *normalen Furchtreaktion* unterscheiden. *Panikanfälle sind also Furchtreaktionen.* Den meisten Patienten mit einer Panikstörung fällt es schwer, dies zu glauben. In ihrer Empfindung sind Panik und Furcht zwei ganz unterschiedliche Reaktionen. Manche empfinden eine Panik intensiver als eine Furcht, weil sie sich so überwältigt fühlen und meinen, nicht mehr vernünftig handeln zu können. Andere unterscheiden Panik von Furcht, weil Panik ohne einen offensichtlichen Grund aufzutreten scheint. Wenn Sie sich das Ganze jedoch genau anschauen, werden Sie merken, dass keine der beiden Ansichten korrekt ist. Die meisten Panikattacken variieren von leicht bis schwer darin, wie beängstigend sie *wahrgenommen werden*. Das Verhalten, das Betroffene in den jeweiligen Situationen zeigen, ist fast immer zweckgerichtet und sinnvoll, denn es zielt meistens auf Flucht ab. Und schließlich gibt es eine große Anzahl von Auslösern für Panikattacken, die manchmal außerhalb der Person liegen (z. B. in einer bestimmten Situation), die aber auch innerhalb einer Person liegen können und die nur in seltenen Fällen von der Person selbst überhaupt wahrgenommen werden. Dazu zählen sehr beängstigende Gedanken oder körperliche Empfindungen, die genauso wie eine bestimmte Situation in der Lage sind, einen Panikanfall auszulösen. Sie können sich also einen weiteren wichtigen Punkt merken:

> Nur weil Sie im Moment nicht in der Lage sind, einen erkennbaren Auslöser für Ihre Furchtreaktion zu identifizieren, heißt es nicht, dass Ihre Furchtreaktion unbegründet auftritt.

Wenn wir Furchtreaktionen ohne ersichtlichen Grund haben, kann dies selber zu einem Auslöser für weitere Panikanfälle werden. Unser Gehirn interpretiert nämlich Gefühle der Angst oder Furcht als ein Zeichen von Gefahr. Wir denken, *wenn wir uns ängstlich fühlen*, dass wir auch wirklich in Gefahr sind. Warum würden wir uns sonst so fühlen? Wenn wir dann aber die Quelle der Bedrohung nicht ausmachen können, dann können wir uns auch nicht verteidigen oder vor ihr fliehen. Verständlicherweise erhöht eine solche Erkenntnis unsere Angst erneut. Sie müssen sich also nicht fragen, was passiert hier gerade, wenn Sie einen Panikanfall haben (Antwort: eine Furchtreaktion läuft ab), sondern *warum es gerade hier und jetzt passiert*. Auf diese Weise werden Sie in der Lage sein, die Auslöser allmählich herauszufinden.

Es gibt eine Reihe von Faktoren, die die Intensität der Angst- oder Furchtreaktionen mitbestimmen (vgl. Abbildung 4). Wie stark die Reaktion ausfällt, hängt von der Anzahl der beteiligten Faktoren und ihrer Kombination ab. Wenn Sie zum Beispiel eine Erkältung haben und sich ohnehin bereits Gedanken machen, wie Sie einen (weiteren) Panikanfall überstehen sollen, wenn Sie zudem noch nicht einmal richtig durch die Nase atmen können, dann fällt die Angst- und Furchtreaktion wahrscheinlich stärker aus, als in dem Fall, in dem Sie sich weder diese Gedanken machen, noch die Erkältung hätten. Diese Faktoren erklären also, warum Sie auf ein- und dieselbe Situation möglicherweise immer wieder unterschiedlich stark reagieren.

Glücklicherweise haben wir Kontrolle über manche der Dinge, die unser Angst- und Furchtsystem beeinflussen. Und das gibt uns die Möglichkeit, auch auf indirektem Weg, unsere Angst- und Furchtreaktionen zu vermindern. Beispiele dafür sind die Veränderung körperlicher Faktoren: physisch

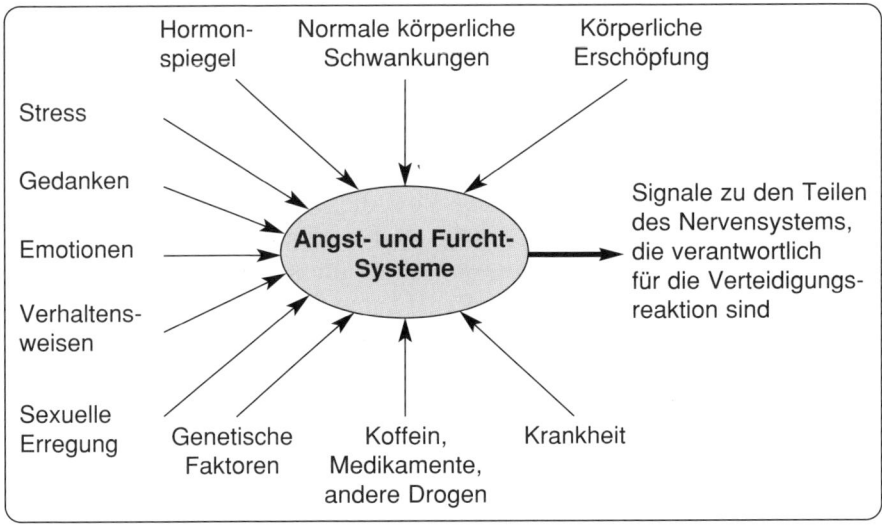

Abbildung 4: Faktoren, die die Intensität der Angst- und Furchtreaktion beeinflussen (nach Spiegel, 2000)

(Nervenzellen) oder auch chemisch (Hormone, chemische Botenstoffe), die beide durch Psychopharmaka beeinflusst werden können. Angstlösende Medikamente üben einen hemmenden Einfluss auf das Nervensystem aus, was bedeutet, dass die Angst- und Furchtsignale der beiden Systeme deutlich stärker sein müssen, um überhaupt durchzudringen. Koffein (und andere Stimulanzien, also anregende Mittel) haben beispielsweise den entgegengesetzten Effekt und wirken angstverstärkend. Angst kann uns auch empfindsamer gegenüber der Wirkung solcher Faktoren machen, so dass Koffein, Hormone oder andere normale körperliche Schwankungen dann auch stärkere Symptome hervorrufen als bei Menschen, die in dem Moment nicht ängstlich sind. In bestimmtem Ausmaß sind körperliche Faktoren durch unser genetisches „Make-up" bedingt. Aber sie werden auch durch Erfahrungen beeinflusst, die wir machen. Sie lassen sich auch durch eine psychologische Psychotherapie verändern!

Wenn ein Panikanfall nichts anderes als eine normale Furchtreaktion ist, dann hat *jeder* Mensch schon einmal eine Panikattacke gehabt. Natürlich haben nicht alle Menschen deswegen eine Panik*störung*. Wo ist also der Unterschied zwischen Ihnen und den anderen Menschen? Sie haben Panikanfälle auch dann, wenn es für Sie (und andere Menschen in Ihrer Umgebung) keinen offensichtlich lebensbedrohlichen Grund für die Furchtreaktion zu geben scheint. Wenn also eine Bedrohung des eigenen Lebens vorliegt, dann kann man von einer angemessenen Furchtreaktion reden, zum Beispiel, wenn Sie von einer anderen Person unerwartet angegriffen werden. Dann gibt es etwa 30 % der Menschen, die genauso wie Sie, Panikattacken plötzlich und unerwartet bekommen (= ohne ersichtlichen lebensbedrohlichen Grund). Allerdings sind diese nur vereinzelt (und nicht, wie vermutlich bei Ihnen, so häufig und regelmäßig). Diese Personen haben ebenfalls keine Panik*störung*. Worin unterscheiden sich diese 30 % von Ihnen? Sie machen sich in der Regel keine Sorgen über den Anfall und vergessen ihn wieder. Wann hat man also nun eine tatsächliche *Panikstörung*? Und die Antwort lautet, wenn

1. Sie wiederholte, spontan auftretende Panikanfälle ohne ersichtlichen äußeren Grund haben,
2. die Attacke abrupt beginnt und sich innerhalb weniger Minuten zu einem vollem Anfall zuspitzt. Dafür müssen sich mindestens vier der folgenden typischen körperlichen Beschwerden einstellen, darunter Herzrasen, starkes Herzklopfen, Zittern, starkes Schwitzen, Atemnot, Kurzatmig-

keit, Erstickungsgefühle, Schwindelgefühle, Störungen im Gleichgewicht, Ohnmachtsgefühl, Beklemmungs-/Schmerzgefühle in der Brust, Magen- oder Darmprobleme (Übelkeit, Bauchschmerzen, Durchfall), Taubheit oder Kribbeln in Händen oder Füßen, Unwirklichkeitsgefühle. Oft sind diese körperlichen Beschwerden begleitet von typischen Gedanken, zum Beispiel „Ich werde umkippen." oder „Ich werde einen Herzinfarkt bekommen/sterben." oder „Ich werde verrückt.". Manchmal treten auch weniger als vier Symptome auf, dann sprechen wir von begrenzten Panikanfällen.
3. Sie sich Sorgen machen über die Bedeutung dieser Attacken.

Wichtig für die Feststellung, ob Sie an einer Panikstörung leiden, ist, dass Sie an keiner körperlichen Erkrankung leiden, die diese Beschwerden ebenfalls anfallsartig hervorrufen kann. Deshalb ist es notwendig, dass Sie die in Frage kommenden körperlichen Erkrankungen prüfen lassen. Die meisten meiner Patienten hatten bereits umfangreiche medizinische Abklärungen vornehmen lassen, bevor sie zu mir kamen. Falls Sie das noch nicht getan haben, ist es unbedingt notwendig, dies nachzuholen. Wenn es ausreichend abgeklärt wurde, besteht hingegen keine Notwendigkeit, immer neue ärztliche Untersuchungen vornehmen zu lassen. Wenn Sie unsicher sind, ob bei Ihnen die Seite der körperlichen Erkrankungen ausreichend berücksichtigt wurde, besprechen Sie dies mit Ihrem behandelnden Psychotherapeuten. Manchmal fällt es schwer, selbst zu wissen, was ausreichend ist, besonders wenn man immer wieder diesen Attacken ohne ersichtlichen Grund ausgeliefert ist.

Für eine erste Orientierung, welche körperlichen Erkrankungen bei Ihnen vorliegen bzw. welche Untersuchungen zum Ausschluss möglicher Erkrankungen bereits durchgeführt wurden oder noch durchgeführt werden sollten, können Sie das Arbeitsblatt 1 (vgl. Anhang, S. 92) verwenden.

Schließlich gibt es auch noch die Möglichkeit, dass Sie sowohl unter einer körperlichen Erkrankung (z. B. Asthma oder Diabetes) leiden, als auch eine Panikstörung haben. Sie können Ihre Panikstörung trotzdem behandeln, müssen aber einzelne Bestandteile dieses Ratgebers an Ihre Erkrankung anpassen. Wenn dies auf Sie zutrifft, rate ich Ihnen, die Psychotherapie in Kooperation mit einem psychotherapeutischen Experten zu machen, der eng mit Ihren behandelnden Ärzten zusammenarbeitet.

Im Anhang (vgl. S. 94) finden Sie das Arbeitsblatt 2, welches eine Checkliste enthält, anhand der Sie prüfen können, ob bei Ihnen eine Panikstörung vorliegen könnte. Das Arbeitsblatt 3 (vgl. Anhang S. 97) liefert Ihnen zudem einige Anhaltspunkte, ab wann Sie einen Psychotherapeuten aufsuchen sollten.

Im nächsten Abschnitt geht es nun um die zweite Störung, die häufig gemeinsam mit der Panikstörung auftritt, die Agoraphobie.

1.3 Das Wesen der Agoraphobie

Die Agoraphobie ist eine übergeordnete Bezeichnung für Ängste vor bestimmten Situationen, die alle ein gemeinsames Merkmal haben: man kann ihnen nur schwer entkommen. Mit „schwer" ist hier gemeint, dass entweder keine Hilfe umgehend verfügbar ist (wie zum Beispiel bei einer Wanderung in abgelegenen und einsamen Gebieten) oder dass man sich peinlich verhält (z. B. wenn man plötzlich in einem Konzertsaal aufspringen und hinauslaufen muss).

Viele Menschen mit einer solchen Furcht sorgen sich darüber, dass sie in diesen Situationen möglicherweise körperliche Beschwerden wie oben beschrieben (Herzrasen, Durchfall, Übelkeit und Erbrechen, Schwindel- und Ohnmachtsgefühle) bekommen und sich dann zum Beispiel in die Hose machen könnten, wenn sie nicht schnell genug die Toilette erreichen würden. Möglicherweise haben Sie ähnliche Befürchtungen. Viele meiner Patienten mit dieser Erkrankung haben, wenn sie zu mir kommen, bereits eine Reihe von Strategien entwickelt, um damit umzugehen: Sie ziehen zum Beispiel bevorzugt dunkle Kleidung an, damit andere nicht so schnell merken, wenn sie sich tatsächlich in die Hose gemacht haben sollten, oder sie setzen sich ausschließlich an den äußeren Rand bei Veranstaltungen.

Der Begriff der Agoraphobie kommt aus dem Griechischen. Dort steht „Agora" für einen großen, weiten Platz, meist ein Marktplatz. Die Erkrankung umfasst aber, wie oben angedeutet, viel mehr Situationen und wird deshalb auch als ausgesprochen einschränkend erlebt. Es liegt im Wesen der Agoraphobie, dass sie sich mitunter rasant ausbreitet und Ihr Leben möglicherweise „im Schnelldurchlauf" erobert hat. Wenn man erst einmal begonnen hat, eine Situation mit dem Kennzeichen „Flucht schwierig" zu vermeiden, dann kommen meist schnell andere Situationen hinzu.

Die Agoraphobie tritt häufig gemeinsam mit der Panikstörung auf. Woran liegt das? Mehr als 90 % der ersten Angstanfälle, von denen Menschen berichten, finden an einem öffentlichen Ort statt. Da diese Anfälle für uns unerklärlich sind, suchen wir nach allen möglichen Ursachen. Das sind zunächst erst einmal alle Dinge oder Merkmale, die in dem Moment des Anfalls gegenwärtig waren und von uns wahrgenommen werden. Wir lernen so, dass der unangenehme Anfall möglicherweise mit dem Ort (Kaufhaus) oder mit Merkmalen des Ortes (sehr voll, viele Leute) zusammenhing, an dem wir uns befunden haben. Eine solche Überzeugung wird in der Regel umgehend gestützt, wenn man den Ort verlässt und die körperlichen Beschwerden in der Folge wieder abnehmen (also wenn man das Kaufhaus umgehend verlässt).

Bei manchen breitet sich die Furcht vor solchen Situationen so stark aus, dass sie ihr Haus bzw. ihre Wohnung nicht mehr verlassen. Betroffene beschreiben das damit, dass sie an ihren sicheren Ort „gefesselt" sind. Andere stehen die Situationen irgendwie durch, meist aber mit großem Unbehagen und Kraftaufwand. Ein Genuss solcher Situationen, wie vielleicht früher einmal möglich, ist nicht mehr denkbar.

Im Anhang (vgl. S. 94) finden Sie in Arbeitsblatt 2 die Fragen 6 bis 8, die Ihnen dabei behilflich sind, herauszufinden, vor welchen der typischen agoraphobischen Situationen Sie Angst haben und ob dieses Erkrankungsbild auf Sie zutreffen könnte.

Der nachfolgende Kasten zählt typische Situationen auf, in denen Menschen mit einer Agoraphobie Schwierigkeiten haben:

Schwierige Situationen für Menschen mit einer Agoraphobie

- An stark bevölkerten, überfüllten Orten sein.
- Mit einem Flugzeug fliegen, mit dem Zug (besonders ICE) fahren, einen Bus, eine U-Bahn oder eine Straßenbahn benutzen.
- Mit dem Auto selber oder als Beifahrer fahren, besonders auf unbekannten Strecken, Autobahnen oder durch Tunnel oder über Brücken.
- In einem Kaufhaus oder Einkaufszentrum sein.

- Eine Rolltreppe benutzen (besonders nach unten).
- Einen Fahrstuhl benutzen (oder sich in anderen kleinen, fensterlosen Räumen aufhalten).
- In einem Supermarkt an der Kasse in der Warteschlange stehen (besonders mit vollem Einkaufswagen).
- Zum Friseur oder Zahnarzt gehen.
- Alleine zu Hause sein.
- Sich außerhalb einer vertrauten Umgebung bewegen.
- In ein Kino, Theater oder Konzert gehen, einen Gottesdienst besuchen (besonders, sich auf einen Platz in der Mitte zu setzen).
- In ein Restaurant gehen (besonders, wenn es sich um ein teures handelt).

Bei der Agoraphobie findet sich eine ähnliche Unterscheidung von Angst und Furcht wie bei der Panikstörung auch. Nehmen wir an, Sie müssten in eine Situation gehen, die Sie normalerweise vermeiden würden. Bevor Sie diese Situation aufsuchen, denken Sie vermutlich bereits darüber nach, ob, wann und wie Sie in die Situation gelangen. Während Ihnen diese Gedanken durch den Kopf gehen, erleben sie wahrscheinlich bereits Angst. Dies wird gewöhnlich durch Gedanken verursacht, dass in der Situation irgendetwas Schlimmes passieren könnte. Sie könnten sich zum Beispiel darum sorgen, dass Sie in der Situation ohnmächtig werden könnten. Zu diesem Zeitpunkt ist das „In-Ohnmacht-fallen" lediglich eine zukünftige Möglichkeit, da Sie die Situation noch nicht aufgesucht haben. Ihr *„Halt-Schau-Hör"*-System (also Ihr *Angst*system) ist angeschaltet, aber mit niedriger oder mittlerer Lautstärke. Wenn Sie die Situation nun tatsächlich betreten, wird sich Ihre Angst sofort erhöhen. Sie denken noch immer, dass Sie in Ohnmacht fallen könnten und es ist jetzt für Sie noch viel wahrscheinlicher als vorher (deswegen ist der Lautstärkeregler nun auch lauter als vorher), obwohl es sich nach wie vor nur um eine zukünftige Möglichkeit handelt.

Eine Konsequenz der verstärkten Aktivität Ihres *Angst*netzwerks ist nun, dass Sie sich darauf konzentrieren werden, auch „zarte" Anzeichen einer drohenden Ohnmacht wahrzunehmen. Wenn Sie dann beginnen, sich schwach oder schwindelig zu fühlen, denken Sie vermutlich, dass das befürchtete Ereignis (Ohnmacht) kurz vor dem Eintreten ist. Dieser Gedanke kann nun das *„Flucht-oder-Kampf"*-System (also Ihr *Furcht*system) aktivieren, welches dann eine plötzliche Furchtreaktion verursacht (die Panik-attacke). Denken Sie daran, dies ist nicht einfach nur ein höheres Angst-niveau, es ist eine andere Art der emotionalen Reaktion mit teilweise an-deren Symptomen. Es handelt sich also nicht nur um einen quantitativen, sondern auch um einen qualitativen Unterschied.

Der Unterschied zu einer Panikstörung ohne Agoraphobie besteht also da-rin, dass Menschen mit einer Agoraphobie bestimmte Situationen identifi-ziert haben, die ihnen schwer fallen, weil sie darin mit großer Wahrschein-lichkeit unangenehme körperliche Empfindungen haben werden. Wenn sie die Situationen hingegen meiden, dann kann es sein, dass (1) keine weite-ren, situationsunabhängigen Angstzustände auftreten oder (2) weitere Angst-zustände auftreten, die nicht so eindeutig vorhersehbar sind (z. B. wenn sie alleine zu Hause sind, sich zum Ausruhen oder Schlafen hinlegen, plötzlich auf dem Weg zur Arbeit). Im zweiten Fall hat die Panikstörung mögli-cherweise ein größeres Gewicht, wohingegen beim ersten Fall die Agora-phobie stärker ausgeprägt und die Panikstörung in den Hintergrund ge-rückt ist. Es sind alle möglichen Kombinationen zwischen diesen beiden Störungsbildern denkbar.

Am häufigsten kommt die *Panikstörung mit Agoraphobie* vor, die auch als *Agoraphobie mit Panikstörung* bezeichnet wird. Davon sind etwa 5 bis 6 von 100 Menschen betroffen. Von der Panikstörung alleine sind ca. nur die Hälfte betroffen, also etwa 2 bis 3 von 100 Personen. In einem Saal mit 100 Menschen, in dem Sie sich befinden, haben dann im Durchschnitt noch zwei weitere Personen dasselbe Problem wie Sie. Die Agoraphobie tritt al-leine hingegen nur sehr selten auf, meist entsteht sie in der Folge einer Pa-nikstörung.

Die Panikstörung hat einen sehr variablen Verlauf. Es kommt durchaus vor, dass die Störung von ganz alleine wieder verschwindet (in etwa 10 % der Fälle). Bei der großen Mehrheit bleibt sie jedoch ein Leben lang beste-hen, wenn nichts dagegen unternommen wird. Allerdings kann es mal bes-ser und mal schlechter gehen, so dass Patienten immer wieder berichten, auch lange Zeiträume mit der Störung gelebt zu haben. Die Agoraphobie hingegen hat eine Tendenz zur Verselbstständigung: Innerhalb weniger Mo-nate kann man als Betroffener manchmal seine gesamte Bewegungsfreiheit verlieren. Nicht immer ist der Einschnitt so umfassend, dass Betroffene an ihr Zuhause gebunden sind. Wenn man nur einige Situationen befürchtet und diese in seinem Alltag nicht unbedingt aufsuchen muss, leben auch hier viele Menschen unbehandelt mit einer Agoraphobie. Johann Wolfgang von Goethe hat beispielsweise viele Jahre mit einer Agoraphobie gelebt. Im folgenden Kasten finden Sie noch einige andere berühmte Persönlichkeiten, die mutmaßlich unter einer der beiden (oder beiden) Angststörungen litten.

Berühmte Persönlichkeiten, die unter einer Angststörung litten:

- Kim Basinger (Schauspielerin)
- Sigmund Freud (Psychoanalytiker)
- Petra Kelly (Politikerin)
- Bertold Brecht (Dramatiker, Lyriker)
- Johann Wolfgang von Goethe (Dichter)
- Jonathan und Jordan Knight von New Kids on the Block (Musiker)

Im nächsten Abschnitt werden nun die körperlichen Veränderungen, die während einer Furchtreaktion auftreten, genau beschrieben. Es ist sehr wichtig, dass Sie diesen Abschnitt gründlich lesen. Zu wissen, woher Ihre unerklärlichen Beschwerden kommen oder zumindest zu lernen, dass es alternative Erklärungen für sie gibt (als die, die sich bei Ihnen über die Zeit gebildet haben, wie zum Beispiel, dass Sie körperlich krank oder verrückt seien), ist ein erster wichtiger Schritt, um Ihre Erkrankung zu bewältigen.

1.4 Was Sie schon immer über Ihre körperlichen Beschwerden wissen wollten oder sollten

Zittern, Schweißausbrüche, Durchfall, Schwindelgefühle, Herzrasen: Und das soll normal sein? Wie kann das sein? Die körperlichen Veränderungen, die im Rahmen einer Furchtreaktion auftreten, dienen alle einem bestimmten evolutionären Zweck: der Sicherung des Überlebens.

Versuchen Sie mit Hilfe des Arbeitsblatts 4 (vgl. Anhang, S. 98) zunächst selber einmal zu überlegen (a) welche typischen Beschwerden bei Ihnen im Rahmen Ihrer Attacken auftreten und (b) wie diese Beschwerden dazu beitragen könnten, Ihnen Ihr Überleben zu sichern.

In Tabelle 1 finden Sie in der linken Spalte einen Überblick über gängige körperliche Beschwerden von Patienten mit einer Panikstörung. Auf der rechten Seite finden Sie eine kurze Darstellung, wie dieser körperliche Vorgang dazu beiträgt, Ihnen Ihr Überleben in einer bedrohlichen Situation zu sichern, aus der Sie fliehen oder in der Sie kämpfen müssen. Es handelt sich nicht um eine vollständige Liste. Wenn Sie ein Symptom erleben, das hier nicht aufgeführt ist, besprechen Sie es mit Ihrem behandelnden Arzt oder Psychotherapeuten. Gemeinsam können Sie möglicherweise die evolutionäre Bedeutung des Symptoms erkennen lernen.

Tabelle 1: Die evolutionäre Bedeutung von körperlichen Beschwerden, die während einer Furchtreaktion erlebt werden können (in Anlehnung an Leidig & Glomp, 2003)

Symptom	Körperliche Veränderung	Zweck
– Kribbeln in den Händen und Füßen (Zehen) – blasse Hautfarbe – kalte Haut *„Blass vor Angst" (Leichenblass)* *„Kalte Füße bekommen"* – Schwindel *„Schwarz vor Augen werden"*	– Verengung der Adern in für Kampf und Flucht weniger relevanten Bereichen (Magen, Gehirn, Finger, Zehen) und Erweiterung der Adern in relevanten Bereichen (Muskeln der Arme und Beine) – Zunahme der Gerinnungsfähigkeit des Blutes – Erhöhung der Empfindlichkeit des Gleichgewichtsorgans	– Erhöhung der Sauerstoff- und Zuckerzufuhr in Muskeln (ermöglicht bessere Verteidigung) – Geringere Durchblutung von Haut, geringere Verblutungsgefahr bei Verletzung – Bei Kampf- oder Fluchtreaktionen benötigt der Körper eine umfangreiche Information über seine Lage im Raum
– Herzrasen, Herzpochen, – Pulsieren der Herzschlagader *„Das Herz schlägt mir bis zum Hals"*	– Erhöhung der Herzfrequenz und des Schlagvolumens (Menge des Blutes)	– Möglichst schnell viel Blut zwischen den verschiedenen Körperteilen umverteilen
– Sehr schnelle Atmung, auch gefühlt als Atemnot *„Die Kehle ist wie zugeschnürt vor Angst"*	– Erhöhung der Atmungsfrequenz und Erweiterung der Lungenflügel	– Inhalation des benötigten Sauerstoffs und Exhalation des Abfallprodukts Kohlendioxid[1]

Tabelle 1 (Fortsetzung): Die evolutionäre Bedeutung von körperlichen Beschwerden, die während einer Furchtreaktion erlebt werden können (in Anlehnung an Leidig & Glomp, 2003)

Symptom	Körperliche Veränderung	Zweck
– Anspannung im Körper – Zittern *„Schlottern vor Angst"*	– Erhöhung des Muskeltonus	– Vorbereiten der Muskeln durch Vorspannung, so dass umgehend volle Leistungsfähigkeit erzielt werden kann (vergleichbar mit einem „Warmmachen" vor einem Wettkampf) – Das Zittern illustriert dieses Warmmachen: Durch die Arbeit der Muskulatur wird Wärme in den Muskeln produziert
– Trockener Mund, flaues Gefühl im Magen, Übelkeit, Übergeben, Durchfall *„Vor Angst in die Hose machen"*	– Einschränkung der Verdauungstätigkeit (z. B. durch Verringerung des Magensaftes), Entleerung des Magen-Darm-Trakts	– Reduktion des Körpergewichts zur Erhöhung der Schnelligkeit („unnötigen Ballast loswerden") – Ermöglicht zusätzliche Versorgung der Muskeln mit Blut
– Schwitzen *„Kalter Angstschweiß"* *„Es läuft mir eiskalt den Rücken runter"*	– Vorbereitende Aktivierung des Kühlsystems des Körpers	– Schutz vor Überhitzung[2]
– Tunnelblick, helle Punkte im Blickfeld – Unwirklichkeitsgefühle	– Erweiterung der Pupillen	– Verringerung der Tiefenschärfe (Vorteil: man kann die Distanz zu einem „Gegner" besser abschätzen)[3] – Vermehrter Lichteinfall (Vorteil: bessere Ausleuchtung des Blickfeldes, man kann auch Verstecktes und dunkle Ecken besser sehen)

Tabelle 1 (Fortsetzung): Die evolutionäre Bedeutung von körperlichen Beschwerden, die während einer Furchtreaktion erlebt werden können (in Anlehnung an Leidig & Glomp, 2003)

Symptom	Körperliche Veränderung	Zweck
– Alle Geräusche zu laut	– Erhöhung der Empfindlichkeit des Hörsystems	– Um alle Geräusche hören zu können, insbesondere die leisen, die auf eine sich nähernde Bedrohung hinweisen

Anmerkungen: [1] wenn Sauerstoff durch das Blut in die Muskeln getragen wird und dort verbraucht wird, entsteht als Abfallprodukt Kohlendioxid, welches erneut mit Hilfe des Blutes abtransportiert werden muss.

[2] im Vergleich zum Schwitzen bei starker körperlicher Anstrengung fühlt sich der Angstschweiß kalt an. Das kommt daher, dass die Blutgefäße auf Grund der Verengung weniger Blut führen und dadurch auch weniger Wärme abgeben, als wenn sich die Adern im ganzen Körper erweitern.

[3] Die veränderte Sicht der Umwelt durch die Verringerung der Tiefenschärfe ist sehr ungewohnt für uns, vor allem, wenn sie scheinbar unerklärlich kommt. Das ruft ein Gefühl der Unwirklichkeit hervor, das auch als Derealisation bezeichnet wird.

Wie Sie Tabelle 1 entnehmen können, haben viele der Veränderungen, die in Ihrem Körper bei einer Panikattacke vor sich gehen, eine wichtige Funktion. *Sie dienen Ihrem Schutz.* Unser Körper hat ein sehr gut ausgearbeitetes und über Jahrtausende bewährtes System der eigenen Verteidigung entwickelt. Und Ihres funktioniert ausgezeichnet. *Es ist im Gegensatz zu Ihrer üblichen Interpretation ein Zeichen von körperlicher Gesundheit (und nicht von Krankheit).*

Zusammenfassung

1. Furcht und Angst sind grundlegende menschliche Emotionen und Empfindungen, die unser Verhalten dahingehend beeinflussen, unser Überleben zu sichern.
2. Sie entstehen in speziellen Gehirnzellen und Pfaden, die man Nervensystem-Netzwerke nennen kann. Diese gibt es auch bei (Säuge-)Tieren.
3. Angst und Furcht entstehen in zwei verschiedenen Netzwerken, die hier vereinfacht das Angst- und das Furchtsystem genannt werden.

4. Im Kern des Furchtsystems befindet sich das *„Kampf-oder Flucht"*-Netzwerk, das die Aufgabe hat, gegenwärtige akute Bedrohung zu erkennen und den Körper zu einer umgehenden und umfassenden Schutzreaktion im Sinne von „fliehen" oder „kämpfen" zu bringen.
5. Im Kern des Angstsystems befindet sich das *„Halt-Schau-Hör"*-Netzwerk, das die Aufgabe hat, uns auf mögliche Gefahren aufmerksam zu machen und dem Körper zu signalisieren, dass er sich auf eine Reaktion vorbereiten soll.
6. Beide Netzwerke sind „Befehlszentren" unserer körperlichen Verteidigung. Die uns beschützenden körperlichen Veränderungen, die sie erzeugen (z. B. Herzrasen), werden von den Teilen des Nervensystems ausgeführt, die uns auf Handlungen vorbereiten.
7. Die Episoden, die wir Panikanfälle nennen, sind das Gleiche wie normale Furchtreaktionen. Was den von uns erlebten Unterschied auszumachen scheint ist, dass sie unerwartet auftreten, entweder ohne ersichtlichen Grund oder in Reaktion auf eine nicht gefährliche Situation (zum Beispiel Sport).
8. Wenn die Episoden auftreten, sind diese sehr beängstigend. Es ist dennoch wichtig zu erkennen, dass Panikattacken nichts anderes sind, als ein nicht zum richtigen Zeitpunkt ausgelöster Alarm (ein „falscher Alarm") eines gut und *normal funktionierenden* Schutzsystems unseres Körpers.

Also:

- Die Empfindungen, die wir während einer Panikattacke verspüren, sind das Resultat notwendiger körperlicher Veränderungen, die das Ergebnis der Aktivierung unseres Verteidigungssystems sind.
- Diese körperlichen Veränderungen sind nicht schädlich und dienen alle einem Zweck: unser Überleben zu sichern.
- Unser Verteidigungssystem kann nicht unterscheiden, ob es sich um eine real vorhandene Gefahr handelt oder nicht. Die Aktivierung erfolgt immer, wenn wir eine Gefahr wahrnehmen. Erst im Nachhinein können wir feststellen, ob das System zu recht oder fälschlicherweise (= falscher Alarm) aktiviert wurde.
- Ein falscher Alarm ist besser als kein Alarm, da die Konsequenzen eines Fehlalarms im Vergleich zu den Konsequenzen eines fehlenden Alarms viel geringfügiger sind.

2 Wie entsteht eine Panikstörung, wie eine Agoraphobie?

Wenn wir eine Furchtreaktion haben und in realer Gefahr schweben, dann nehmen wir die eben beschriebenen körperlichen Veränderungen mitunter erst nach der Bewältigung des gefährlichen Ereignisses wahr. Wenn uns zum Beispiel plötzlich ein Kind vor unser Auto läuft und wir umgehend bremsen und kurz vor dem erstarrten Kind zum Stoppen kommen, dann werden wir die körperlichen Veränderungen überhaupt erst wahrnehmen, nachdem wir bereits reagiert haben (gebremst haben) und die Gefahr gebannt ist (das Kind unverletzt vor unserem Auto steht): Erst jetzt merken wir, dass unser Herz schneller schlägt als normal, und wir vielleicht auch ein flaues Gefühl im Magen haben. In diesem Fall erscheinen uns diese Beschwerden aber überhaupt nicht beängstigend, sondern wir nehmen sie als normalen Teil unserer Reaktion auf die Gefahr wahr.

Aber was, wenn das *„Kampf-oder-Flucht"*-System angeschaltet wird, obwohl keine Gefahr da war? Wenn das passiert, dann haben wir dieselben körperlichen Empfindungen wie in dem Beispiel eben, aber sie sind sehr unerwartet und verwirrend. Wir suchen vermutlich nach einem Grund, blicken umher und versuchen herauszufinden, was vor sich geht. Unsere Sinne sagen uns also, wir sind in Gefahr, wir können aber keine Bedrohung erblicken. In diesem Moment passiert etwas ganz Wichtiges:

> Wenn wir außerhalb unserer Person, also in unserer Umwelt, keine Gefahrenquelle identifizieren können, dann richten wir unsere Aufmerksamkeit nach innen und schlussfolgern, dass die Gefahr in unserer eigenen Person liegt: Etwas stimmt nicht mit uns selber. Irgendetwas läuft falsch. Vielleicht haben wir gerade einen Herzinfarkt? Oder einen Schlaganfall? Oder vielleicht werden wir verrückt?

Solche Gedanken sind sehr beängstigend. Wenn wir wirklich davon überzeugt sind, dass ein körperlich oder seelisch „tödliches" Ereignis bevorsteht, dann bekommt jeder Angst. Die ursprünglich durch einen „falschen Alarm" ausgelösten Symptome des *„Kampf-oder-Flucht"*-Systems werden nun durch diese Verschiebung der Aufmerksamkeit zur Ursache von Furcht. Anstelle des gewohnten Ablaufs der Ereignisse, bei dem die Entdeckung von Gefahr die Empfindungen verursacht, treten bei diesem Ablauf zuerst die Empfindungen auf und provozieren uns zu denken, wir seien in Gefahr: Dies passiert häufig bei einer Panikattacke.

2.1 Wie kann es zu einer Panikattacke kommen?

Wie kann es dazu kommen, dass wir eine vermehrte körperliche Aktivität haben? Die Angst- und Furchtsysteme können durch eine Reihe von Faktoren beeinflusst werden, die nichts mit einer gefährlichen Bedrohung zu tun haben. In Kapitel 1 wurde das in Abbildung 4 (vgl. S. 19) dargestellt. Stress, Krankheiten (wie zum Beispiel eine Erkältung), körperliche Erschöpfung, Nahrungsmittel (zum Beispiel solche, die das Verdauungssystem beeinflussen) oder auch Drogen (besonders wenn sie stimulierende Wirkung haben), können das System aktivieren, genauso wie emotionale Zustände, z. B. Freude, Ärger oder sexuelle Erregung. Sie führen zu vorübergehenden körperlichen Empfindungen, die denen ähnlich sind, die wir bei Angst oder Furcht erleben.

Dies gilt genauso anders herum: Wenn wir uns ängstlich fühlen, können solche Faktoren zu einer Verstärkung der Empfindungen führen. Zum Beispiel kann Koffein, wenn wir uns ängstlich fühlen, noch stärker wirken als wir es normalerweise von uns gewohnt sind. Schließlich gibt es auch noch eine Reihe von normalen biologischen Schwankungen im Körper, die kaum merkbare körperliche Veränderungen hervorrufen. Die meisten Menschen nehmen diese Veränderungen gar nicht wahr, es sei denn, sie konzentrieren sich auf ihr Inneres. Sie können sich also einen weiteren wichtigen Punkt merken:

> Harmlose, kaum merkbare körperliche Empfindungen können eine Angst- oder Furchtreaktion auslösen. Ein nicht ängstlicher Mensch würde diese körperlichen Schwankungen gar nicht wahrnehmen.

Panikanfälle beginnen oft in stressreichen Zeiten. Stress wird häufig mit negativen Ereignissen in Verbindung gebracht, wie zum Beispiel bei Problemen mit anderen Menschen, die einem nahe stehen oder mit Arbeitslosigkeit. Stressreiche Zeiten können aber auch durch positive Ereignisse ausgelöst werden, zum Beispiel durch eine Hochzeit oder eine Schwangerschaft. Meist geht mit solchen Zeiten eine gewisse Unsicherheit einher (Wie wird das alles werden? Wie werde ich damit zurechtkommen?). In diesen Zeiten kann z. B. eine Tasse Kaffee mehr als sonst zu unerwarteten beängstigenden Empfindungen führen, die einen Panikanfall auslösen können. Nicht jeder, der unter Stress steht, bekommt eine Panikattacke. Manche bekommen andere Dinge, zum Beispiel Bluthochdruck, Kopfschmerzen oder eine Geschwulst. Andere bekommen eine Panikattacke, obwohl sie sich nicht gestresst fühlen. Hormonelle Veränderungen können ebenfalls eine Ursache für körperliche Empfindungen sein. Genauso wie leichtere körperliche Erkrankungen wie Mittelohrentzündungen oder Erkältungen. Oft sind es zu Beginn unmerkbare Veränderungen im Körper, die die Empfindungen auslösen, denn gerade weil wir sie nicht bemerken, sind uns die resultierenden Empfindungen auch unerklärlich. Es gibt also viele unterschiedliche Gründe, warum ein Panikanfall verursacht werden kann. Bei manchen Menschen ist es nur einer der genannten Faktoren, bei manchen ist es eine Kombination. Wie es bei Ihnen war, ist im Nachhinein schwer festzustellen. Vielleicht war es einer der genannten Faktoren oder auch eine Kombination.

2.2 Warum gehen die Panikattacken nicht wieder von alleine weg?

Biologische Unterschiede. Menschen unterscheiden sich darin, wie viel Stress nötig ist, bevor sie sich ängstlich und belastet fühlen. Manche werden bereits bei kleineren Belastungen ängstlich, andere dagegen wirken ruhig und besonnen, egal, wie angespannt die Lage wird. Diese Unterschiede sind darauf zurückführen, dass wir unterschiedlich sensible Nervensysteme haben. Diese biologischen Ungleichheiten sind ganz normale individuelle Unterschiede, so wie Menschen sich auch in ihrer Augenfarbe oder der Körpergröße unterscheiden, ohne dass diese Unterschiedlichkeit schädlich wäre.

Psychologische Unterschiede. Menschen unterscheiden sich aber auch in *psychologischen Merkmalen*: in dem Ausmaß ihres Selbstvertrauens, in der Art ihrer Gedanken und in ihrem Verhalten. Hilfreich ist für uns, dass diese psychologischen Merkmale, wie zum Beispiel das eigene Verhalten und die eigenen Gedanken, einfacher zu ändern sind als unser biologisches „Make-up". Die drei wichtigsten Mechanismen, die für immer wiederkehrende Panikanfälle sorgen, sind (1) beängstigende Gedanken, (2) eingefahrene Gedächtnisspuren und (3) angst- und furchtmotivierte Verhaltensweisen (Spiegel, 2000). Diese drei „Triebkräfte" von Panikattacken werden im Folgenden im Detail besprochen.

2.2.1 Beängstigende Gedanken

Beängstigende Gedanken sind ein häufiger Grund für das wiederholte Auftreten von Panikanfällen. Nachdem ein erster Anfall aufgetreten ist, tendieren manche Menschen dazu, sich große Sorgen über die Bedeutung dieses Vorfalls zu machen: *„Was war los mit mir? Kann das noch einmal passieren? Oh Gott, wie schrecklich. Hoffentlich nicht!"*. Man kann in diesem Zusammenhang zwei Typen von beängstigenden Gedanken unterscheiden:

1. *Fehlinterpretationen der körperlichen Empfindungen, die im Rahmen eines Panikanfalls auftreten, als (Vor-)Zeichen einer schwerwiegenden körperlichen oder psychischen Erkrankung.* Wenn körperliche Empfindungen unerwartet auftreten, dann sind wir es gewohnt, ihnen Aufmerksamkeit zu schenken, denn sie haben in der Regel eine Bedeutung und treten nicht grundlos auf. Je nach Zusammenhang („Kontext") kennzeichnen wir sie als Zeichen
   - von Erregung (zum Beispiel beim Sex),
   - von Angst (zum Beispiel, wenn wir nahe an einem Abgrund balancieren) oder
   - eines Herzinfarktes, Schlaganfalls o. Ä., wenn außerhalb unserer Person keine eindeutige Quelle zu erkennen ist, zum Beispiel, wenn wir ruhig zu Hause auf dem Sofa sitzen.

Die dritte Interpretation kommt bei Betroffenen mit einer Panikstörung häufig vor, meist sind die Empfindungen so überraschend und intensiv, dass Betroffene umgehend einen (Not-)Arzt aufsuchen. Wenn dieser keine körperliche Erkrankung feststellen kann, sind sie zunächst beruhigt – bis zum nächsten Anfall. Sie denken sich, der erste Arzt könnte etwas übersehen haben, suchen dementsprechend einen weiteren Arzt auf, oft auch Spezialisten. Sie finden keine Ruhe.

> Solange Sie davon überzeugt sind, dass Ihre spontan, unerwartet und unerklärlich auftretenden körperlichen Empfindungen ein Anzeichen einer ernsthaften körperlichen oder geistigen Bedrohung darstellen, ist es sehr wahrscheinlich, dass Sie weitere Panikanfälle erleben werden.

2. *Sorgen über die möglichen Folgen einer Panikattacke.* Der zweite Typ von beängstigenden Gedanken sind Sorgen über mögliche Folgen einer Panikattacke. Manche Menschen erkennen die körperlichen Empfindungen durchaus als das, was sie sind, nämlich Bestandteile einer Furchtreaktion. Statt sich über die Bedeutung der Empfindung zu sorgen, machen sie sich aber viel mehr Sorgen über die möglichen schädigenden Konsequenzen der Panikanfälle. Zum Beispiel sind sie äußerst besorgt, dass das wiederholte Erleben von Panikattacken zu einer Schwächung ihres Körpers führt, die langfristig negative Folgen haben könnte. Sie sind überzeugt, dass sie irgendwann einen Tribut bezahlen müssen. Typische Gedanken sind hier etwa *„Schon wieder eine von diesen Panikattacken. Wenn ich das Ganze nicht unter Kontrolle bekomme, werde ich noch irgendwann daran sterben."* Andere Betroffene befürchten nicht so sehr, dass sie an den sich über die Zeit aufrechnenden negativen Effekte von Panikanfällen sterben, sondern machen sich Gedanken darüber, was andere über sie denken könnten, wenn sie diese Anfälle bekommen. Diese Menschen sind besorgt, dass sie sich möglicherweise „komisch" (auffällig) während der Panikattacke verhalten werden. Oder sie sorgen sich darüber, was passieren könnte, wenn sie einen solchen Anfall erleben, während sie Auto fahren. Sie befürchten zum Beispiel, sie könnten einen Autounfall verursachen, weil sie auf Grund der Paniksymptome die Kontrolle über den Wagen verlieren.

Allen diesen Gedanken, Befürchtungen und Interpretationen ist eines gemeinsam: sie machen Angst. Je ängstlicher wir sind, desto wahrscheinlicher ist auch das Eintreten eines Panikanfalls. Wir machen uns also selber anfälliger für mehr Panikanfälle, wenn wir uns solche beängstigenden Gedanken machen. Dies kann man auch als sich selbst erfüllende Prophezeiung bezeichnen!

2.2.2 Eingefahrene Gedächtnisspuren

Die zweite treibende Kraft, die dafür sorgen kann, dass Panikanfälle immer wiederkehren, sind eingefahrene Gedächtnisspuren. Damit sind gesammelte Erinnerungen und Erfahrungen gemeint, die im Gedächtnis als „eingefahrene" Wege oder Spuren haften bleiben. Wenn wir uns sehr stark fürchten, dann verbinden wir die Furcht und ihre Bestandteile mit allen Dingen, die um uns herum und in uns während des Anfalls vor sich gehen. Dies kann zum Beispiel ein bestimmter Abschnitt auf einer Autobahn oder einer Landstraße sein, auf dem Ihnen immer mulmig wird, weil Sie dort einmal eine Furchtreaktion hatten. Es könnten aber auch bestimmte Geräusche sein, die während eines Angstanfalls präsent waren und die Sie mit abgespeichert haben. Oder es kann eine bestimmte körperliche Empfindung sein, zum Beispiel ein Gefühl der Unwirklichkeit. Diese Merkmale sind meist nicht „per se" gefährlich (also zum Beispiel ist der Streckenabschnitt auf der Landstraße nicht gefährlicher als andere Streckenabschnitte), aber sie bekommen eine gefährliche „Signatur" – und zwar von uns selbst und nur auf Grund der Tatsache, dass sie anwesend waren, als Sie sich einmal fürchteten. Diesen Vorgang nennt man in der Psychologie *Konditionierung*. Reize, die während einer Furchtreaktion anwesend waren, werden mit dieser verknüpft und sind zukünftig ebenfalls in der Lage, eine solche Reaktion auszulösen. Wenn Sie also einmal eine Furchtreaktion auf dem Streckenabschnitt der Landstraße hatten, ist es möglich, dass durch diesen Reiz ein Panikanfall ausgelöst werden kann, wenn Sie das nächste Mal diese Strecke entlangfahren. Konditionierung ist etwas sehr Mächtiges, denn es verhilft vielen Reizen in Ihrer Umwelt zu sehr viel Macht über die Frage, wann und wie eine Furchtreaktion ausgelöst werden kann. Diese Verknüpfungen finden im Gehirn statt und hinterlassen so etwas wie Reifenspuren. Selbst wenn Reifenspuren schon älter sind, können sie – wenn sie entsprechend tief eingefahren sind – noch lange Zeit wiedererkannt werden. Der Konditionierungsprozess ist ebenso wie die Furchtreaktion selber eine evolutionär sehr sinnvolle Einrichtung, denn durch Konditionierung lernen wir bereits frühzeitig, Gefahren zu erkennen und abzuschätzen. Es ist wie ein Frühwarnsystem – vergleichbar dem Hupen eines Autos, das uns dazu bringt, uns umzuschauen und besonders gut aufzupassen. Konditionierungsprozesse haben zwei wesentliche und für uns wichtige Kennzeichen:

1. Sie verlangen keine aktive gedankliche Beteiligung. Sie laufen auch ohne unser Bewusstsein für sie ab (wie ein Reflex; vgl. Abbildung 3, schneller Pfad; S. 16).
2. Sie sind selbstverstärkend. Je öfter zwei Reize gemeinsam auftreten, desto stärker wird ihre Verbindung. Selbstverstärkung spielt gerade bei körperlichen Empfindungen eine Rolle, da sie bei Panikattacken immer gemeinsam miteinander und mit einer Furchtwahrnehmung auftreten.

2.2.3 Angst- und furchtmotivierte Verhaltensweisen

Die dritte Triebkraft für das fortlaufende Auftreten von Panikattacken ist unser Verhalten, das durch Angst und Furcht angetrieben wird. Im ersten Kapitel sprachen wir bereits darüber, dass Menschen mit einer Panikstörung und mit einer Agoraphobie oft bestimmte Verhaltensweisen zeigen, die dazu dienen, dass sie sich sicherer fühlen. Deswegen bezeichnet man diese angst- und furchtmotivierten Verhaltensweisen auch als „Sicherheitsverhaltensweisen".

Bevor Sie weiterlesen, denken Sie doch einmal darüber nach, was Sie alles vorbereitend unternehmen, um sicherzustellen, dass Sie durch für Sie schwierige Situationen durchkommen, wenn Sie diese nicht vermeiden können und machen Sie sich in Arbeitsblatt 5 (vgl. Anhang, S. 99) entsprechende Notizen.

Eine ganze Reihe meiner Patienten berichtet zum Beispiel, dass sie immer etwas bei sich tragen, das ihnen das Gefühl gibt, sie könnten etwas tun, falls sie sehr ängstlich werden sollten. Dies sind zum Beispiel Medikamente, die der Arzt zur Beruhigung verschrieben hat. Meist sind es schnell wirkende, angstlösende Medikamente wie Tavor, Lexotanil, Valium, Tafil oder Buspar. Viele meiner Patienten haben diese Medikamente nur selten in den jeweiligen Situationen tatsächlich eingenommen, manche haben sogar nur eine halbe Tablette zur Sicherheit in der Hosen- oder Handtasche, aber das Wissen um die Verfügbarkeit und schnell wirksame Hilfe ist der relevante Punkt, der dieses Verhalten motiviert.

Sicherheitsverhaltensweisen können sehr tückisch sein. Manchmal ist es ganz offensichtlich für uns, was ein „Sicherheitsverhalten" ist. Das Trickreiche an dieser dritten Triebkraft ist aber die Vielfältigkeit von Verhaltensweisen, die Betroffene über die Zeit entwickelt haben. Jedes Mal, wenn Sie einen Panikanfall hatten, werden Sie vermutlich versucht haben, sich selbst irgendwie zu beruhigen. Manche der Dinge, die Sie ausprobiert haben, klappten vermutlich besser als andere. Die, die gut funktionierten, gehören nun zu Ihrem alltäglichen „Waffen"-Vorrat im Umgang mit Ihrer Angst. Bei Menschen mit einer schweren Agoraphobie ist dies zum Beispiel die Vermeidung („Ich gehe nicht mehr ins Kino"). Mit Hilfe von Vermeidung ist es Ihnen gelungen, Ihre Ängste für Sie selbst kontrollierbar zu halten. Das ist der Nutzen, den Sie davon tragen. Die Kosten sind eine erheblich eingeschränkte Beweglichkeit. Manche Menschen können nicht mal mehr aus dem eigenen Haus. Und so ist es mit vielen Sicherheitsverhaltensweisen. Sie haben einen klaren Nutzen (sie sind dabei behilflich, sich in der jeweiligen Situation weniger ängstlich zu fühlen), aber auch deutliche Kosten.

Bei Menschen mit einer Panikstörung ohne Agoraphobie sind diese Sicherheitsverhaltensweisen schwieriger zu identifizieren, da solche Personen keine Situationen vermeiden. Sie wissen ohnehin nicht, wann die Panikanfälle sie wieder „erwischen" werden. Das heißt, sie haben keine Verbindung zwischen einer bestimmten Situation und ihren Ängsten gelernt: Sie habe keine eingefahrene Gedächtnisspur für eine bestimmte Situation. Was tun also Menschen mit einer Panikstörung ohne Agoraphobie, um sich sicherer zu fühlen? Sie tragen zum Beispiel ihre angstlösenden Tabletten mit sich. Aber sie unternehmen auch noch eine ganze Reihe von weiteren, meist nicht offensichtlich erkennbaren Dingen, um sich selbst zu beruhigen (vgl. Abbildung 5).

Da viele Betroffene nicht nur eine Panikstörung haben, sondern auch eine Agoraphobie, stellt die Abbildung typische Sicherheitsverhaltensweisen dar, die sowohl bei der Panikstörung alleine als auch bei der Panikstörung mit Agoraphobie auftreten. Vergessen Sie aber nicht: Die angst- und furchtmotivierten Verhaltensweisen sind sehr individuell. Es kann sehr gut sein, dass für Sie Dinge zutreffen, die nicht in der Liste stehen oder dass Dinge, die in der Liste stehen, auf Sie nicht zutreffen. Es ist ganz wichtig, dass Sie selbst erkennen lernen, was Sie alles tun, um sich „ruhig" zu halten. Ihr Psychotherapeut kann Ihnen dabei behilflich sein.

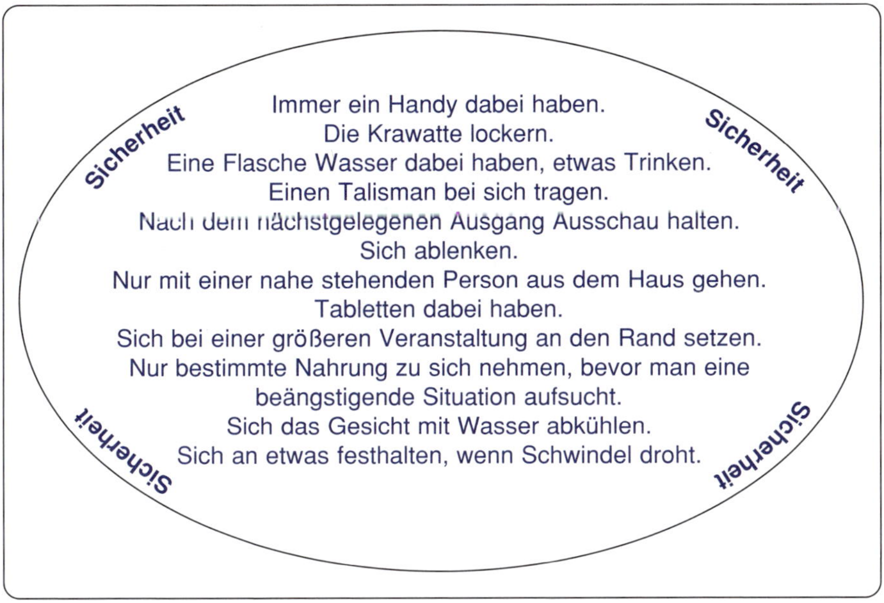

Immer ein Handy dabei haben.
Die Krawatte lockern.
Eine Flasche Wasser dabei haben, etwas Trinken.
Einen Talisman bei sich tragen.
Nach dem nächstgelegenen Ausgang Ausschau halten.
Sich ablenken.
Nur mit einer nahe stehenden Person aus dem Haus gehen.
Tabletten dabei haben.
Sich bei einer größeren Veranstaltung an den Rand setzen.
Nur bestimmte Nahrung zu sich nehmen, bevor man eine
beängstigende Situation aufsucht.
Sich das Gesicht mit Wasser abkühlen.
Sich an etwas festhalten, wenn Schwindel droht.

Sicherheit Sicherheit Sicherheit Sicherheit

Abbildung 5: Beispiele für Sicherheitsverhaltensweisen von Personen mit einer Panikstörung.

Sie können dafür das Arbeitsblatt 10 im Anhang (vgl. S. 106) nutzen, auf das wir später bei der Agoraphobie noch einmal zurückkommen werden. Falls Sie es an dieser Stelle bereits ausfüllen möchten, lesen Sie vorher Kapitel 4.1.2 (vgl. S. 60).

Die eben beschriebenen drei Mechanismen, die zur Aufrechterhaltung von Panikanfällen beitragen, tun dies in unterschiedlichem Ausmaß, abhängig von der jeweiligen Person. Bei manchen Menschen spielt der erste Mechanismus (beängstigende Gedanken) eine größere Rolle als die beiden anderen, bei einem anderen ist es der dritte Mechanismus (Sicherheitsverhaltensweisen), der die wichtigste Rolle innehat. Wieder bei anderen tragen alle drei Mechanismen in gleicher Weise zu der Aufrechterhaltung bei. Für Sie ist es wichtig zu erkennen, was spielt für mich eine besondere Rolle? Oder gehören Sie zu denjenigen, bei denen alle drei Mechanismen im gleichen Ausmaß ineinander greifen?

Es gibt drei Gründe, warum Panikanfälle nicht wieder von alleine weg-
gehen:
1. beängstigende Gedanken, die wir uns machen („Ich bekomme einen
   Herzinfarkt"),
2. eingefahrene Gedächtnisspuren, die bei jedem Anfall gebildet werden (das Gefühl von Bedrohung wird verbunden mit einer körperlichen Empfindung, wie zum Beispiel Schwindelerleben),
3. angst- und furchtmotivierte Verhaltensweisen („Sicherheitsverhalten",
   z. B.: immer eine halbe Tavor dabei haben).

Bei denjenigen, die eine Panikstörung mit Agoraphobie oder nur eine
Agoraphobie haben, spielt der dritte Mechanismus meist eine ganz aus-
geprägte Rolle. Bei Menschen mit einer Panikstörung ohne Agoraphobie
spielen hingegen insbesondere die ersten beiden Mechanismen eine außer-
ordentlich wichtige Rolle.

Zusammenfassung

1. Die körperlichen Veränderungen, die während einer Furchtreaktion
   auftreten, sind denen ähnlich, die aus anderen Gründen auftreten
   können, wie zum Beispiel ein erhöhter Herzschlag auf Grund von zu
   viel Koffein oder Schwindelgefühle auf Grund einer leichten Infek-
   tion.
2. Es gibt vielfältige Gründe für das erste Auftreten solcher körperlicher Empfindungen, von denen die meisten keinen Bezug zu tat-
   sächlicher Gefahr haben.
3. Diese Empfindungen werden von uns besonders dann wahrgenommen, wenn wir ohnehin ängstlich sind und unser „Halt-Schau-Hör"-
   System bereits aktiviert ist. Dann reichen bereits kleinste Schwankungen in unserem Körper, um von uns wahrgenommen zu werden.
4. Panikanfälle treten oft während eines Zeitraums auf, in dem wir gestresst sind, meist auf Grund einer der Faktoren, die im ersten Kapitel beschrieben wurden (vgl. auch Abbildung 4; S. 19). Sie können
   aber auch zu anderen Zeiten auftreten.
5. Wenn Panikanfälle einmal aufgetreten sind, dann werden sie durch
   eine Reihe von anderen Vorgängen aufrechterhalten:

a) Panikanfälle gehen meist deshalb nicht von alleine wieder weg, weil Betroffene sich nach ihrem ersten Auftreten immer wieder Sorgen über ihre Bedeutung und/oder ihre Konsequenzen machen („beängstigende Gedanken").

b) Unser Gehirn speichert darüber hinaus alles ab, was während eines Anfalls gegenwärtig war und verleiht diesen Reizen die Kraft, auch selbstständig (für sich allein) eine Furchtreaktion auszulösen („eingefahrene Gedächtnisspuren").

c) Schließlich zeigen wir Verhaltensweisen, die uns die Sicherheit geben sollen, dass uns nichts Schlimmes passieren wird (angst- und furchtmotivierte Verhaltensweisen).

6. Es ist das Ziel der hier beschriebenen Form von Psychotherapie, diese drei Mechanismen bei Ihnen zu erkennen und zu unterbrechen.

3 Was kann man gegen eine Panikstörung tun?

Um eine Panikstörung zu bewältigen, kann man versuchen, die drei auf-
rechterhaltenden Mechanismen aus dem vorherigen Kapitel zu unterbrechen. Die Mechanismen wirken wie in einem Teufelskreis zusammen und
verstärken sich gegenseitig. Zum Beispiel werden Sie mehr Angst spüren,
wenn Sie beängstigende Gedanken haben. Diese führen zu physiologischen
Veränderungen, die wiederum in stärkere körperliche Empfindungen mün-
den. Wenn die Empfindungen dann von Ihnen wahrgenommen werden,
werden Sie möglicherweise denken, „Oh Gott, es wird immer schlimmer".

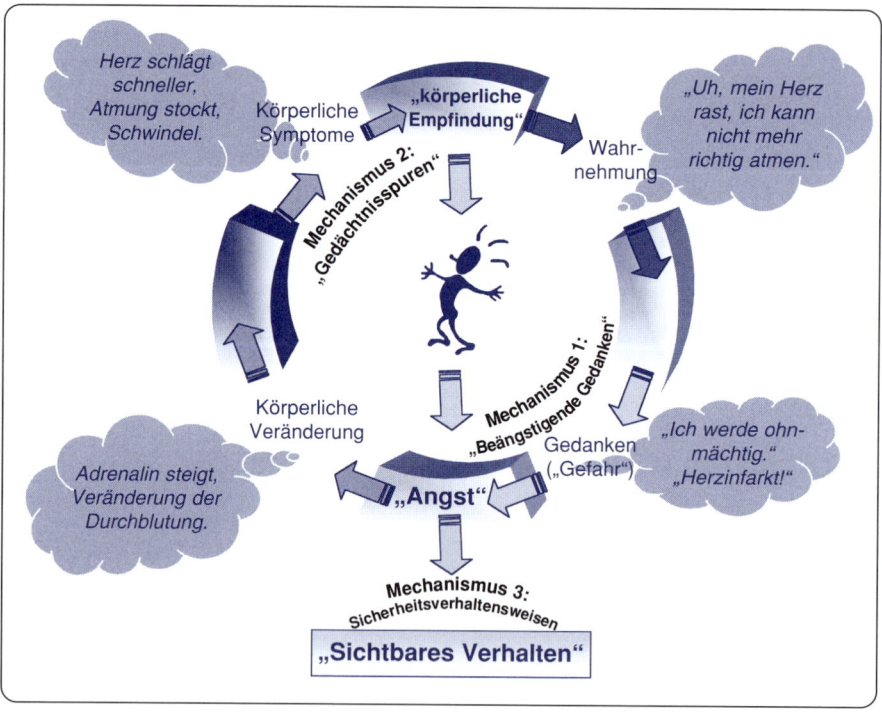

Abbildung 6: Der Teufelskreis der Angst (modifiziert und erweitert nach Margraf &
Schneider, 1990).

Dieser *Teufelskreis der Angst* ist in Abbildung 6 dargestellt und verdeutlicht Ihnen den Zusammenhang zwischen den einzelnen „teuflischen" Prozessen und den Mechanismen der Aufrechterhaltung, die wir in Kapitel 2 besprochen haben.

Wie kann man diese Prozesse nun genau unterbrechen? Für jeden Mechanismus gibt es einen spezifischen Ansatzpunkt. Wie bereits im vorherigen Kapitel angekündigt, muss man zunächst den eigenen Symptomen auf den Grund gehen. Sie müssen also „ein Detektiv in eigener Sache" werden. Erst wenn Sie wissen, welche körperlichen Empfindungen *Sie ganz persönlich* besonders ängstigen, dann können Sie sich der Frage zuwenden, wie Sie Ihre Angst vermindern können.

3.1   Schritt 1: Mit der Angst diskutieren

Dieser Schritt kann von Ihnen nur getan werden, wenn Sie *nicht* gerade eine Panikattacke haben. Wie in den vorhergehenden Kapiteln dargestellt, verläuft die Furchtreaktion ohne bedeutsame Involvierung unserer Gedanken, wenn sie einmal angestoßen ist. Das *Angstsystem* hingegen (das „*Halt-Schau-Hör*"-System) ist durch unsere Gedanken stark beeinflussbar. Außerhalb einer Panikattacke ist diese Strategie gut geeignet, um sich mit Ihren Ängsten auseinander zu setzen. Während einer Panikattacke hat diese Strategie aber wenig Einfluss, wie Sie möglicherweise bereits in der Vergangenheit selber gemerkt haben. Manche Patienten bemühen sich, durch das Denken positiver, Sicherheit spendender Gedanken während einer aufkommenden Attacke, dem Anfall selbst vorzubeugen („*Es wird nichts passieren. Ich schaffe das schon. Ein Herzinfarkt kann es ja nicht sein. Ich bin so oft untersucht worden. Es wird schon alles gut gehen.*" usw.). In der Literatur zur Panikstörung wird der Einsatz von beruhigenden Gedanken während eines Panikanfalls kontrovers diskutiert. Einige Kollegen unterstützen ihre Patienten darin, diese Art der Diskussion mit ihrer Furcht zu halten. Andere sehen davon ab, weil diese Art des inneren Monologs häufig die Eigenschaft eines „Mantras" bekommt. Der Betroffene muss sich immer wieder selber sagen: „Es wird schon nichts passieren. Ich bin doch eigentlich gesund. Es wird schon gut gehen. Mir wird nichts passieren" usw. Wenn die Strategie so eingesetzt wird, gleicht sie in ihrer Funktion aber dem, was in Kapitel 2 als Sicherheitsverhaltensweise definiert wurde (vgl. S. 37). Sie müssen sich immer wieder selbst gedanklich beruhigen, um sich geistig zu versichern, dass alles in Ordnung ist. Ich rate meinen Patienten daher eher davon ab und bemühe mich, ihre Ängste *außerhalb* einer Panikattacke mit der Methode der Diskussion zu bearbeiten. Die Unterscheidung des Einsatzes dieser Strategie ist theoretisch tatsächlich schwierig, Patienten wissen meiner Erfahrung nach aber sehr genau, ob sie ihre Gedanken einsetzen, um sich zu beruhigen oder um ihre eigenen Annahmen ernsthaft zu hinterfragen.

Wie können Sie nun Ihre eigenen Annahmen über Paniksymptome hinterfragen? Zunächst sollten Sie sich darüber klar werden, was Sie eigentlich über die Bedeutung Ihrer Panikanfälle denken. Was Sie glauben und wovon Sie überzeugt sind, spielt eine große Rolle. Wichtig ist hier, dass Sie ehrlich zu sich selbst sind. Es geht nicht nur darum, was Sie wissen (und meinen, wissen zu sollen), sondern vor allem darum, was Sie tatsächlich glauben.

Dazu können Sie sich Ihren letzten Panikanfall in das Gedächtnis rufen und sich die Fragen, die im Arbeitsblatt 6 (vgl. Anhang, S. 100) aufgelistet sind, stellen.

Es ist nicht einfach, seine eigenen Gedanken zu identifizieren. Normalerweise laufen solche gedanklichen Prozesse so schnell ab, dass wir kaum eine Chance haben, sie uns bewusst zu verdeutlichen. Es ist, als wären Sie Torwart und Sie sehen den Ball immer erst, wenn er die Torlinie überschritten hat. Aber mit regelmäßiger Übung wird es Ihnen irgendwann gelingen, den Ball rechtzeitig zu sehen und mit ein wenig Glück und Können, werden Sie dann die meisten Bälle abfangen können. Wenn Sie es erst einmal geschafft haben, einen Gedanken abzufangen, haben Sie auch die Chance, ihn sich von allen Seiten anzugucken und in seiner Qualität zu prüfen. Dies werde ich Ihnen im Folgenden darstellen.

3.1.1 Die Wahrscheinlichkeit von Ereignissen

Zunächst notieren Sie sich alle Interpretationen Ihrer körperlichen Empfindungen. Im Anschluss können Sie diese Empfindungen dahingehend einschätzen, wie überzeugt Sie von ihrem Inhalt sind. Zum Beispiel glauben viele Patienten, dass ihre körperlichen Empfindungen ein Beleg dafür sind, dass sie einen Herzinfarkt haben werden. Die Einschätzung kann auf einer Skala von 0 bis 100 % vorgenommen werden. Bei 100 % wären Sie absolut überzeugt, dass diese Interpretation richtig ist und Ihnen ein Herzinfarkt bevorsteht. Bei 0 % wären Sie absolut überzeugt, dass Ihre Empfindungen in keiner Weise Ausdruck eines bevorstehenden Herzinfarkts wären. Jetzt sollten Sie sich zunächst alle „Beweise" verdeutlichen, die für Ihre Interpretation sprechen. Wichtig ist, dass Sie hierbei alles aufführen, auch wenn Ihnen manches vielleicht selbst lächerlich vorkommt. Es ist nicht wichtig, was andere denken, sondern nur, was Sie glauben.

Benutzen Sie für diese Übung das Arbeitsblatt 7 im Anhang (vgl. S. 102).

Erst wenn Sie sich sicher sind, dass Sie alle Argumente berücksichtigt haben, gehen Sie dazu über, Belege zu sammeln, die gegen Ihre Interpretation sprechen. Hier mag Ihnen zu Beginn nicht viel einfallen. Das ist nicht unüblich. Besonders hilfreich ist für manche Betroffenen, noch einmal in Tabelle 1 (vgl. S. 27) nachzulesen, welchen Zweck die körperliche Veränderung hat, die die von Ihnen befürchtete Empfindung erzeugt. Auch können Sie Ihren Partner oder Ihre Partnerin, Ihre Eltern, Kinder, Ihren Arzt und alle anderen Personen befragen, denen Sie vertrauen. Diese können Ihnen bei der Beantwortung der Frage, ob es auch andere Erklärungen für Ihre Empfindungen geben könnte, behilflich sein. Im Folgenden finden Sie eine Reihe von Fragen, die Sie sich stellen können und die Ihnen möglicherweise weiterhelfen.

Fragen

- Haben Sie eine medizinische Abklärung Ihrer Beschwerden vornehmen lassen? Was war das Resultat? Gibt es eine körperliche Erkrankung, die Ihre körperlichen Empfindungen erklären könnte?
- Könnten die Empfindungen durch einen Fehlalarm Ihres Furchtsystems erzeugt werden (Vergleich der Empfindungen mit denen aus Tabelle 1, vgl. S. 27)?
- Gab es bestimmte Merkmale der Situation, die das Auftreten eines Fehlalarms begünstigten?
- Kennen Sie die Beschwerden? Hatten Sie sie schon öfter? Was passierte damals?

- Gibt es irgendetwas, was Sie tun können, um die Beschwerden zu verringern oder zu verstärken? Wenn Sie Einfluss haben, dann prüfen Sie, ob Ihr Einfluss mit der befürchteten körperlichen Krankheit übereinstimmt, von der Sie glauben, betroffen zu sein?
- Welches ist die wahrscheinlichste Ursache für die Beschwerden und warum ist es die wahrscheinlichste?

Beispiel – plötzliches Herzrasen und Atemnot:

Th: Haben Sie eine medizinische Abklärung Ihrer Beschwerden vornehmen lassen?

Pat: Ja.

Th: Was war das Resultat? Gibt es eine körperliche Erkrankung, die Ihre körperlichen Empfindungen erklären könnte?

Pat: Nein. Gibt es laut der Ärzte nicht.

Th: Könnten die Empfindungen durch einen Fehlalarm Ihres Furchtsystems erzeugt werden (Vergleich der Empfindungen mit denen aus Tabelle 1)?

Pat: Angeblich schon. Es könnte laut der Tabelle mit der Erhöhung des Schlagvolumens zu tun haben und mit der Erhöhung der Atemfrequenz.

Th: Gab es bestimmte Merkmale der Situation, die das Auftreten eines Fehlalarms begünstigten?

Pat: Ich war mit meinem Mann beim Einkaufen. Einkaufen ist hin und wieder schon einmal schwierig. Wir hatten uns außerdem gestritten. Könnte das etwas damit zu tun haben?

Th: Kennen Sie die Beschwerden? Hatten Sie sie schon öfter? Was passierte damals?

Pat: Ja, die Beschwerden sind mir bekannt. Die habe ich in der Tat öfter. Passiert ist noch nichts, aber das war schon ganz schön schlimm und außerdem kann es ja bisher glimpflich verlaufen sein. Wer verspricht mir denn, dass beim nächsten Mal wieder nichts Schlimmes passieren wird?

Oft überschätzen wir das Eintreten von befürchteten Ereignissen und wir unterschätzen alternative Ausgänge der Situation. Es ist daher wichtig, sich immer wieder damit auseinanderzusetzen, welche Erklärung in einem gegebenen Moment am wahrscheinlichsten für die Beschwerden ist, die Sie erlebt haben.

Die Diskussion mit der eigenen Angst ist ein mühseliger Prozess, der nicht schlagartig zum Erfolg führt. Oft merkt man erst nach sehr viel Übung, welche und wie viele „Bälle" man abgefangen hat. *Übung macht den Meister*. Wichtig ist, dass Sie sich immer wieder verdeutlichen, dass es hierbei nicht darum geht, etwas „schönzureden". Im Gegenteil: Wenn es gute Belege für eine unangenehme Interpretation gibt, dann sollten Sie diese unbedingt zur Kenntnis nehmen und entsprechend reagieren. Mit der Angst diskutieren und „etwas schönreden" sind daher vollkommen unterschiedliche Prozesse. Während ersteres nachweislich bei der langfristigen Bewältigung Ihrer Ängste hilfreich sein kann, dürfte das zweite wohl keine überdauernden Effekte erzielen.

3.1.2 Wenn schlimme Dinge passieren …

Möglicherweise sind Sie eben zu dem Schluss gekommen, dass es unwahrscheinlich ist, dass Ihre Empfindungen Ausdruck eines bevorstehenden Herzinfarkts sind. Aber sicher werden Sie auch sagen, „es ist trotzdem nicht unmöglich". Und da haben Sie Recht. Was würde also passieren, wenn Sie tatsächlich einen Herzinfarkt bekämen? Die nachfolgenden Fragen können Ihnen dabei helfen, es etwas genauer herauszufinden:

Fragen:

- Was glauben Sie würde passieren?
- Würde man Ihnen helfen können?
- Käme jemand rechtzeitig genug, damit Sie überleben oder wären Sie auf jeden Fall tot?
- Wenn Sie überleben würden, könnten Sie damit zurechtkommen, ein Herzinfarkt-Patient zu sein?
- Haben Sie schon jemals etwas ähnlich Schlimmes bewältigt?
- Würden Sie es wieder schaffen?
- Was könnten Sie tun, um es weniger „vernichtend" zu machen oder um es besser bewältigen zu können?

Sich das befürchtete Ereignis ausmalen und sich mit dem Bild auseinandersetzen, macht vielen Patienten Angst. Sie werden aber merken, dass die furchterregende Vorstellung an Potenzial verlieren wird, sobald Sie sich mehrfach damit auseinandergesetzt haben. Das soll nicht heißen, dass es keine beängstigende Vorstellung mehr ist. Das wäre auch unsinnig, aber sie kann ihren panischen Charakter verlieren. So können Sie auf das Angstniveau zurückkehren, dass die meisten Menschen haben, wenn Sie darüber nachdenken, dass sie einen Herzinfarkt bekommen könnten.

Im nächsten Abschnitt sprechen wir nun über eine andere Strategie und zwar über die Konfrontation mit der eigenen Furcht. Dies ist die Methode der Wahl, um den zweiten und dritten Mechanismus zu unterbrechen.

3.2 Schritt 2: Sich mit der eigenen Furcht (Panik) konfrontieren

Um sich mit der eigenen Furcht zu konfrontieren, muss zunächst herausgefunden werden, welche körperlichen Empfindungen für Sie persönlich kritisch sind, also welche besonders viel Furcht hervorrufen.

3.2.1 Auf den Grund der Furcht stoßen: Die eigenen, ganz persönlichen furchterregenden Empfindungen herausfinden

Im Anhang finden Sie das Arbeitsblatt 8 (vgl. S. 103), das Ihnen dabei behilflich ist, Ihre individuell beängstigenden Empfindungen herauszufinden.

Genau genommen identifizieren Sie damit, welche Empfindungen im Verlauf Ihrer Panikstörung „konditioniert" wurden, also für welche Sie eine „Gedächtnisspur eingefahren" haben. Sie finden auf dem Arbeitsblatt eine Reihe von Übungen, die Sie durchführen können.

Falls Sie eine diagnostizierte körperliche Erkrankung haben, führen Sie die Übungen nicht selbstständig durch, sondern klären Sie zunächst mit Ihrem behandelnden Arzt, ob alle Übungen für Sie in Frage kommen! Zum Beispiel sollte die Atemübung nicht so durchgeführt werden, wenn Sie an einer Asthmaerkrankung leiden. Wenn Sie jedoch körperlich gesund sind, ist keine der Übungen schädlich. Sie können jede Übung, wenn Sie möchten, zu jedem Zeitpunkt abbrechen. Notieren Sie die Zeit, die Sie jeweils durchhalten, falls Sie vor der angegebenen Zeit abbrechen.

Gehen Sie wie folgt vor:
1. Führen Sie die jeweilige Übung wie beschrieben durch (Spalte 1).
2. Notieren Sie, welche körperliche Empfindung Sie direkt im Anschluss bei sich wahrnehmen können (Spalte 2).
3. Notieren Sie, wie intensiv Sie die jeweilige Empfindung wahrgenommen haben (Spalte 3).
4. Notieren Sie dann, wie sehr Sie das Erleben der Empfindung in diesem Moment geängstigt hat.
5. Beurteilen Sie schließlich, wie diese Empfindung derjenigen ähnelt, die Sie normalerweise bei einem Panikanfall erleben.

Abbildung 7 zeigt das Arbeitsblatt 8, wie es von einem meiner Patienten bearbeitet wurde. Dies kann Ihnen als Beispiel für das Ausfüllen des Arbeitsblatts dienen. Die individuellen Übungen (Treppe, Worte laut vorlesen) haben wir in Absprache gemeinsam entschieden. Diese sind für Sie im Moment nicht wichtig. Es reicht, wenn Sie zunächst die Standardübungen machen. Wenn Sie bei einem Psychotherapeuten in Behandlung sind, können Sie gemeinsam überlegen, welche individuellen Übungen für Sie in Frage kommen.

Was kann man aus diesem Bericht nun schlussfolgern? Schauen Sie sich zunächst das Beispiel meines Patienten an. Wie Sie sehen, gibt es manche Übungen, die nur geringfügige körperliche Empfindungen auslösen, wohingegen andere sehr starke Beschwerden verursachen. Sie können möglicherweise auch erkennen, dass manche Übungen trotz intensiv empfundener körperlicher Empfindungen keine Ängste auslösen, wohingegen andere sehr große Ängste produzieren. Und schließlich variiert auch die Ähnlichkeit der Empfindung zu der, die der Patient bei Panikanfällen immer wieder erlebt. Es wird deutlich, dass diejenigen Empfindungen, die am ähnlichsten zu denen während spontan auftretender Panik sind, auch die meiste Angst auslösen können, „sie sind am besten konditioniert". Das heißt, selbst das Wissen, dass wir jetzt eine gezielte Übung machen, um diese Empfindung hervorzurufen, hat diesem Patienten nur wenig geholfen. Er bekam trotzdem Angst. Bei dem Beispiel sind das die

Arbeitsblatt: Meine mich persönlich ängstigenden körperlichen Empfindungen   8

Datum: _13.09.2005_

Rating Skala	0	1	2	3	4	5	6	7	8
für Spalte 3-5:	Gar nicht				Mittelmäßig				Extrem

Übung	Empfindungen	Intensität der Empfindung (0–8)	Intensität der Angst (0–8)	Ähnlichkeit zu „spontaner" Panik (0–8)
Kopf für 30 Sekunden von einer zur anderen Seite bewegen	_Keine, aber Angst schwindlig zu werden_	–	_0_	_0_
Kopf für 30 Sekunden zwischen den Beinen platzieren und anschließend schnelles Hochkommen mit Kopf	_Herzstiche Fremdheitsgefühl (nur ganz kurz) Schwärze (als Kopf unten war)_	_4_ _5_	_0_	_0_
Auf einer Stelle laufen – für 1 Minute	_Unwirklichkeitsgefühle_	_5_	_6_	_8_
In einem Stuhl drehen – für 1 Minute _(nach 14 Sekunden abgebrochen)_	_Beklemmung/ Kurzatmigkeit Schwindel_	_6_ _8_	_8_	_8_
Komplette Körpermuskelanspannung – für 1 Minute	_Kaum noch Luft bekommen_	_2_	_0_	_0_
Hyperventilieren – für ca.1 Minute _(nach 25 Sekunden beendet)_	_Schwindel Losgelöst, Unwirklich Todesangst_	_8_ _5_	_6_	_7_

Rating Skala: 0   1   2   3   4   5   6   7   8

Gar nicht   Mittelmäßig   Extrem

Übung	Empfindungen	Intensität der Empfindung (0–8)	Intensität der Angst (0–8)	Ähnlichkeit zu „spontaner" Panik (0–8)
Durch einen schmalen Strohhalm atmen – für 2 Minuten *(nach 36 Sekunden abgebrochen)*	*Ich kriege keine Luft, Schwindel, seicht im Kopf*	*6* *6*	*3*	*6*
In ein Licht gucken – für 1 Minute und dann einen Textabschnitt lesen (Licht < 45 Watt)	*Gelber Fleck*	*6*	*0*	*0*
In einem heißen, feuchtwarmen Raum sitzen – für 5 Minuten (Sie können z. B. mit einem Heizlüfter eine Abstellkammer aufheizen)				
Individuelle andere Übung I *(Treppenabsatz laufen)*	*Benommenheit/ Schwindel Kurzatmigkeit*	*4* *5*	*4*	*6*
Individuelle andere Übung II *(Worte lesen)*	*Unwirklichkeitsgefühle*	*5*	*4*	*7–8*

(modifiziert nach Spiegel, 2001)

Abbildung 7: Beispiel für ein ausgefülltes Arbeitsblatt 8

bläulich hinterlegten Zeilen. Diese Übungen sind besonders gut geeignet, um konditionierte, also gelernte Verbindungen, zu aktualisieren. Je sensibler Sie bei den Übungen reagieren, desto wahrscheinlicher handelt es sich um für Sie ganz persönlich relevante Empfindungen.

3.2.2 Wie Furcht vermindert werden kann

Die beste Strategie zum Vermindern von Furcht besteht darin, die beängstigenden körperlichen Empfindungen wiederholt zu provozieren und *dann aber nichts gegen sie zu unternehmen.* Der zweite Teil der Strategie ist sehr wichtig, denn ansonsten produzieren Sie lediglich Situationen, die Sie bereits bestens kennen: Sie quälen sich durch eine beängstigende Situation oder Empfindung, ohne dass es Ihnen irgendetwas bringt. Sich wiederholt den körperlichen Empfindungen auszusetzen und diese auszuhalten, ohne aktiv etwas zu unternehmen, um sie zu verringern, hilft Ihrem Körper zu erkennen, dass diese Reize eben nicht Hinweise darauf sind, einen (Fehl-) Alarm auszulösen.

Denken Sie noch einmal daran, wie das Furchtsystem – beschrieben im ersten Kapitel – initiiert wird: Es gibt einen schnellen Pfad, der einen Vergleich vornimmt. Wahrgenommene Reize werden mit denen in der Gefahrenliste Ihres Gehirns abgeglichen. Der Bereich in Ihrem Gehirn, der für diesen Vergleich zuständig ist, ist die so genannte Amygdala, der Mandelkern. Wenn es einen „Match", also eine Passung gibt, aktiviert der Mandelkern die Furchtreaktion.

Dieser Vorgang ist in etwa vergleichbar zu einem Sicherheitscheck auf dem Flughafen. Dort gibt es einen Beamten, der vor einem Bildschirm sitzt und die Röntgenbilder der durch die Kontrolle laufenden Koffer anschaut. Die Person vergleicht auffällige Formen von Gegenständen in den Koffern mit solchen, die eine Gefahr darstellen, wie zum Beispiel Waffen. Wenn also auf dem Bildschirm eine Form zu sehen ist, die an eine Pistole erinnert (also eine Passung zwischen zwei Reizen, einem als „gefährlich" gespeicherten Reiz und dem eingehenden Reiz, in diesem Fall der Gegenstand im Koffer), dann schlägt der Beamte Alarm. Der Koffer wird aus der Serie von zu prüfenden Koffern herausgenommen.

Genauso ist es bei uns auch, nur dass wir nicht immer den bedrohlichen Reiz anhalten und einer genaueren Prüfung unterziehen können, manchmal muss man darauf reagieren, ohne sicher zu sein, ob er wirklich gefährlich war. Bei unserem Flughafenbeispiel könnte dies in der Analogie bedeuten, man muss sich entscheiden, ob man den Koffer ungesehen zerstört oder ihn durchlaufen lässt. Auch hier können Sie sehen, dass eine unnötige Zerstörung eines Koffers auf Grund eines verdächtigen Gegenstandes weniger schlimme Konsequenzen hätte, als wenn der Koffer in das Flugzeug gelangt wäre und für den Tod vieler Menschen verantwortlich geworden wäre.

Was ist nun aber, wenn der Beamte aus irgendeinem Grund ein „Formen"-Problem hätte und bei ihm viel mehr Formen von Gegenständen als gefährlich abgespeichert wären als bei seinen Kollegen? Was, wenn bei ihm andauernd Koffer zerstört werden, weil sein Vergleichssystem Alarm schlägt? Das wäre ungünstig. Und so geht es Ihnen mit Ihrer Panikstörung auch. Ihr System schlägt zu häufig Alarm, weil in Ihrer Amygdala viel mehr Reize als gefährlich abgespeichert sind, obwohl sie nicht gefährlich sind.

Inzwischen sind wir soweit, dass wir bereits wissen, welche Muster und Formen bei Ihnen besonders gut abgespeichert sind. Das sind nämlich mindestens alle diejenigen, bei denen Sie bei den entsprechenden Übungen im Arbeitsblatt 8 (vgl. S. 103) mit Angst reagiert haben oder wo Ihnen mulmig wurde. Jetzt ist die entscheidende Frage: Was würden Sie vorschlagen, wie könnte man dem Beamten auf dem Flughafen helfen zu lernen, dass die Formen und Muster, die er abgespeichert hat, nicht alle unbedingt gefährlich sind? Wie bekommen wir sie wieder aus der Amygdala heraus?

Eine Möglichkeit besteht darin, die Formen zu erkennen, den Koffer aber trotzdem durchzulassen. Nun können Sie sich vorstellen, dass der Beamte zunächst im wahrsten Sinne des Wortes Blut und Wasser schwitzen wird, denn er ist davon überzeugt, dass der Koffer eine große Bedrohung darstellt. Fängt er ihn aber ab und lässt ihn ungesehen zerstören, dann wird er nie erfahren, ob der Koffer wirklich gefährlich war oder nicht[1]. Das heißt, ein ausgelöster (Fehl-)Alarm bringt den Beamten dazu, eine Reaktion zu

---

1 Dank der fortgeschrittenen Technik „hinkt" der Vergleich an dieser Stelle ein wenig, denn bestimmte Gegenstände können auch nach ihrer Zerstörung heutzutage immer noch identifiziert werden. Sehen Sie mir das nach. Gehen wir aus Gründen der Verständlichkeit einfach davon aus, dass der Beamte nie erfahren würde, was sich in dem Koffer nun genau befand.

zeigen (den Koffer zu zerstören). Die Folge, dass mit dem Flugzeug nichts Schlimmes passiert, führt der Beamte nun darauf zurück, dass er den Koffer zerstört hat. Er bestätigt sich durch den Prozess der Vernichtung selbst, dass der Koffer wirklich gefährlich war. Diese Bestätigung führt dazu, dass das entsprechende Muster, das er erkannt hat, weiterhin als „gefährlicher Reiz" in seinem Gehirn abgespeichert bleibt.

Und so ist das bei Ihnen auch: Dadurch, dass Sie immer wieder auf Ihre Furchtreaktion reagieren (z. B. indem Sie Tabletten nehmen oder eine nahe stehende Person mitnehmen, die Ihnen im Fall des Falles behilflich sein kann), bestätigen Sie sich selbst, dass tatsächlich etwas Gefährliches vor sich geht. Auch Sie können nur dann lernen, dass etwas nicht gefährlich ist, wenn Sie nicht auf den vermeintlich gefährlichen Reiz reagieren, wie Sie es gewöhnlich tun. Das bedeutet, Sie müssten möglichst viele Reize produzieren, die in Ihrem Gehirn als gefährlich abgespeichert sind. Diese werden dann eine Furchtreaktion auslösen – also einen (Fehl-)Alarm. Und nun ist entscheidend, wie Sie darauf reagieren: Wenn Sie Ihrem Gehirn zeigen können, dass die Reaktion unnötig war, indem Sie nichts dazu beitragen, die Gefährlichkeit der Reaktion zu bestätigen, dann haben Sie sehr gute Chancen, dass Ihr Gehirn diesen Reiz wieder aus dem „Gefahrenprogramm" herausnehmen wird. *Konkret heißt das, immer wieder Symptome zu provozieren und sie dann nicht in ihrer Stärke zu reduzieren, sondern sie zu akzeptieren.* Deswegen heißen die Übungen, die Sie eben gemacht haben, auch Provokationstests. Denn Sie sind in der Lage, körperliche Empfindungen zu provozieren, die Sie benötigen, um Ihre Amygdala zu „re-programmieren". Je öfter Sie trainieren, diese körperlichen Empfindungen zu haben und zu akzeptieren (statt gegen sie anzukämpfen), desto leichter fällt es Ihrer Amygdala, die entsprechende Empfindung aus der Liste der „Verdächtigen" zu streichen und desto weniger Macht hat die jeweilige Empfindung, Ihnen Angst zu machen. Zu Beginn eines solchen Trainings werden Sie also vermutlich mehr Furchtreaktionen haben als vorher. Denn im Moment vermeiden Sie die Reize noch und es kommt gar nicht erst zu einer Furchtreaktion. Wenn Sie aufhören, die Reize zu vermeiden, dann wird Ihr Gehirn zunächst vermehrt Alarm schlagen, bis es erkennt, dass der Alarm nicht nötig ist (nach dem Motto: „Sie hören ja sowieso nicht darauf und es passiert nichts Schlimmes", weswegen die Signalfunktion wegfällt). Also können Sie sich merken:

> Der einzige Weg, um mit unserer Amygdala zu kommunizieren, ist über unser Verhalten. Nur wenn wir die Art verändern, in der wir uns in Gegenwart solcher Reize *verhalten*, können wir unserem Gehirn beibringen, dass diese Reize nicht gefährlich sind.

Im folgenden Abschnitt wird dargestellt, wie Sie einen Trainingsplan aufstellen können.

3.3 Schritt 3: Einen Trainingsplan entwickeln

Wählen Sie sich zunächst die Übungen aus Arbeitsblatt 8 (vgl. S. 103) aus, die Ihnen Angst gemacht haben. Neben den auf dem Arbeitsblatt 8 bereits aufgelisteten Übungen gibt es noch weitere Aktivitäten, die Symptome provozieren können. Darunter fallen sportliche Aktivitäten, Tanzen, oder andere körperlich anstrengende Übungen, einen Luftballon oder eine Luftmatratze aufblasen, Sex haben oder etwas tun, was sexuell aufregend ist, einen Thriller anschauen, eine heiße, viel Dampf produzierende Dusche nehmen, in die Sauna gehen oder an einem heißen, stickigen Tag rausgehen, einen engen Schal tragen oder auch lange, ohne Unterbrechung, in den Himmel hinaufgucken. Sie können diese Übungen ebenso ausprobieren, wie oben beschrieben. Wenn Sie genügend Auswahl haben, dann können Sie eine Konfrontationstreppe entwerfen.

3.3.1 Eine Konfrontationstreppe entwerfen

Bringen Sie die Übungen in einer Rangreihe nach dem Ausmaß der Angst, die ihre Durchführung auslöst. Dann entwerfen Sie eine Treppe, auf der untersten Stufe steht die am wenigsten angstauslösende Übung, auf der obersten Stufe, die am meisten angstauslösende Übung (vgl. auch Abbildung 8).

Sie können dazu das Arbeitsblatt 9 (vgl. Anhang, S. 105) benutzen.

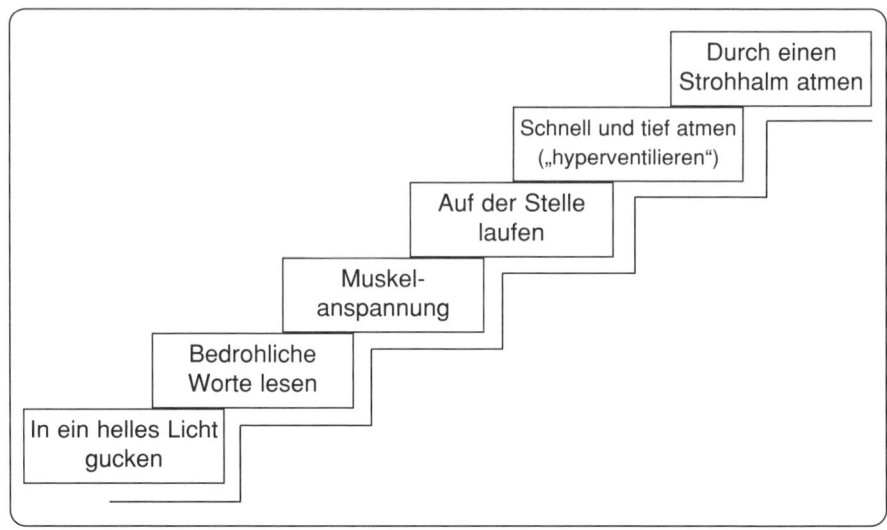

Abbildung 8: Beispiel einer Konfrontationstreppe

3.3.2 Die Treppe erklimmen

Sie können die Treppe nun auf unterschiedliche Art erklimmen: Sie können ganz unten anfangen und sich langsam hocharbeiten. Das ist mühsam und dauert lange, aber es ist für einige Patienten akzeptabler als das zweite Vorgehen, bei dem Sie bereits auf eine der mittleren Stufen springen und dort beginnen. Sie können sich auch entscheiden, ganz oben anzufangen. Das geht am schnellsten, ist aber auch am schwersten, da Sie viel Angst aushalten müssen, dafür aber nicht so lange üben müssen wie bei dem anderen Vorgehen. Wir nennen diese unterschiedlichen Vorgehensweisen „Graduierung": Je weiter oben Sie beginnen, desto weniger graduiert und desto massierter gehen Sie vor.

Wenn Sie sich eine beängstigende Übung ausgewählt haben, dann wiederholen Sie die Übung mehrfach am Tag und mehrfach in der Woche. Versuchen Sie mit jedem Mal, die Übung etwas länger durchzuführen, falls Sie bei dem ersten Provokationstests bereits vor der Zeit aufgehört haben. Ansonsten reicht es, wenn Sie die Übung solange durchführen, wie vorgegeben. Wenn Sie die körperlichen Empfindungen verspüren und Sie Angst bekommen, dann machen Sie Folgendes:

1. Konzentrieren Sie sich auf die körperlichen Empfindungen: Welche sind vorhanden, wie stark, wo genau in Ihrem Körper? Notieren Sie von Zeit zu Zeit die Stärke der Empfindung und die Stärke Ihrer Angst.
2. Machen Sie nichts, um die Empfindung zu reduzieren. Halten Sie sich nirgendwo fest, wenn Ihnen schwindelig ist. Nehmen Sie keine Tabletten vor den Übungen. Schicken Sie Ihnen vertraute Personen aus dem Raum, wenn es Ihnen möglich ist. Alles, was Ihnen Sicherheit spendet, sollte unterbunden werden.
3. Warten Sie nur ab und konzentrieren Sie sich auf das, was in Ihrem Körper vor sich geht. Wenn Ihnen beängstigende Gedanken kommen, notieren Sie sie, aber unternehmen Sie nichts gegen sie. Lassen Sie sie einfach da sein. Wenn die Symptome sich abschwächen und Sie wieder auf Ihr gewöhnliches Erregungsniveau zurückgekehrt sind, dann wiederholen Sie die Übung.

Wenn die Übungen richtig gemacht werden, dann haben Sie eine gute Chance, dass sich ihre Angstintensität mit zunehmender Wiederholung reduziert, obgleich die Intensität der körperlichen Empfindungen ähnlich bleibt. Falls dies nicht eintritt, machen Sie sich keine Sorgen. Die Übungen sind sehr spezifisch und es kann gut sein, dass der Ablauf nicht ganz stimmte. Es ist nicht leicht, diese Dinge so detailliert zu beschreiben, dass Sie optimal davon profitieren. Wenn Sie einen Verhaltenstherapeuten aufsuchen, kann er diese Übungen mit Ihnen gemeinsam machen und mit Ihnen klären, wie die Übungen genau gemacht werden, damit sie Ihnen bei der Bewältigung Ihrer Ängste hilfreich sind.

Je öfter Sie üben, die körperlichen Empfindungen zu haben, ohne angst- und furchtmotivierte Verhaltensweisen zu zeigen, umso besser ist es. Dabei ist irrelevant, ob die Empfindungen tatsächlich einen Panikanfall auslösen. Das ist gerade zu Beginn wahrscheinlich, aber nicht unbedingt notwendig. Es geht darum, dass Sie sich daran gewöhnen, die Empfindungen zu haben und sie als einen ungefährlichen Aspekt Ihres Lebens zu begreifen. Damit die Konfrontation mit den inneren Empfindungen funktioniert, müssen Sie darauf achten, dass Sie nicht doch irgendeine Form von angst- oder furchtmotivierten Verhaltensweisen zeigen.

Am Beispiel des Beamten am Flughafen lässt sich dieses Problem gut verdeutlichen: Nehmen wir an, er hat einen Koffer entdeckt, in dem sich eine für ihn verdächtige Form befindet. Er weiß, er soll sich nun so verhalten, als ob er nichts Gefährliches gesehen hat und soll den Koffer durchlassen. Um einen Ausweg aus der „Misere" zu finden, macht er nun eine der folgenden Sachen: Er ruft einen Kollegen und lässt diesen ebenfalls auf den Bildschirm gucken, er führt den Koffer immer wieder vor und zurück, um ihn wiederholt betrachten zu können, er versucht, sich gedanklich abzulenken, in dem er über etwas Schönes nachdenkt usw. Schließlich lässt er den Koffer durch. Er hat ihn also durchgelassen, aber er hat sich in subtilen Verhaltensweisen verstrickt, die ihm indirekt trotzdem vermitteln, die entdeckte Form sollte in der Liste verdächtiger Reize bleiben. Richtig wäre gewesen, keinen Kollegen zu rufen, sondern die Verantwortung alleine zu tragen, den Koffer wie alle anderen Koffer zu behandeln (also den Inhalt nicht wiederholt zu prüfen und sich nicht von der aufsteigenden Angst abzulenken) und sich auf seine aufsteigende Angst zu konzentrieren, indem er z. B. in Minutenabständen seine Angst eingeschätzt hätte.

Zusammenfassung

1. Konditionierte Furchtreize spielen für die Furchtreaktion dieselbe Rolle wie beängstigende Gedanken bei der Verursachung von Angst.
2. Die Liste von Furchtreizen wurde im Laufe unseres Lebens aufgebaut. Sie ist ausgesprochen individuell, denn sie hängt wesentlich von unserer eigenen Lern- und Lebensgeschichte ab.
3. Ziel der Konfrontation bei der Panikstörung, auch bezeichnet als Konfrontation mit inneren Reizen („interozeptive Exposition") ist es, harmlose körperliche Empfindungen („Reize") von der Liste der gefährlichen Reize zu streichen, so dass die Amygdala nicht mehr auf sie reagiert, als wären sie gefährlich.
4. Die beiden bedeutsamen „Zutaten" einer Konfrontationsbehandlung bei Panikstörung sind demnach (1) der Amygdala wiederholt Furchtreize („körperliche Empfindungen") zu präsentieren und (2) sich dabei so zu verhalten, als ob es nichts zu befürchten gäbe.
5 Sie können sich so verhalten, indem Sie alle Sicherheitsverhaltensweisen unterlassen.

4 Was kann man gegen eine Agoraphobie tun?

Es gibt sehr viele Ähnlichkeiten in den treibenden Kräften, die eine Agoraphobie und denen, die eine Panikstörung aufrechterhalten. Auch bei der Agoraphobie spielen beängstigende Gedanken, gelernte und abgespeicherte Furchtreize sowie angst- und furchtmotivierte Verhaltensweisen eine bedeutsame Rolle. Darum ähnelt sich auch das Vorgehen. Was im Folgenden beschrieben wird, ist analog zu Kapitel 3. Der wichtige Unterschied ist aber, dass der Furchtreiz, also das, was Sie als gefährlich abgespeichert haben, nicht nur Ihre inneren, körperlichen Empfindungen sind, sondern auch die äußeren situativen Merkmale. So wie vorhin beschrieben, ist die Liste der Furchtreize in der Amygdala bei einem Menschen mit Agoraphobie noch um alle Situationen erweitert, in denen der Betroffene Panikanfälle erlebt oder befürchtet hat. Der erste Schritt zur Veränderung Ihrer Agoraphobie ist daher zu erkennen, in welchen Situationen das bei Ihnen der Fall ist.

4.1 Schritt 1: Sich in den Situationen beobachten

Der erste Schritt zur Veränderung besteht darin, sich in für Sie beängstigenden Situationen zu beobachten. Dabei sollten Sie auf folgende Dinge achten:
1. In welchen Situationen *bekomme* ich Angst?
2. Welche Situationen vermeide ich, weil ich *befürchte*, ich könnte Angst bekommen?
3. Welche Situation kann ich aufsuchen, aber nur schwer durchstehen?
4. Bei welchen Situationen bin ich mir nicht sicher, ob ich (noch) Angst bekäme, weil ich sie schon lange nicht mehr aufgesucht habe?

Notieren Sie diese Situationen zunächst nur auf einem leeren Blatt. Sie können auch einfach ausprobieren, wo Sie Angst bekommen oder eine Art Tagebuch für eine Woche führen, um herauszufinden, welche Situationen Ihnen im Alltag mehr (oder weniger) zu schaffen machen.

4.1.1 Ähnlichkeiten und Unterschiede in den Situationen erkennen

Nun überlegen Sie sich, was diese Situationen gemeinsam haben und worin sie sich unterscheiden. Häufige Situationen, die in einer solchen Liste auftauchen, sind Menschenmengen, öffentliche Plätze, alleine Reisen, Reisen mit weiter Entfernung von Zuhause usw.

Merkmale, die viele Situationen gemeinsam haben können, ist die Eigenschaft, dass eine Flucht aus der Situation schwierig wäre. Dabei kann es zwei Typen geben: Diejenigen, wo die Flucht nur schwer möglich ist, weil ein zügiges Durchkommen zum Ausgang unmöglich wäre, also zum Beispiel bei Großveranstaltungen mit vielen Menschen (Konzerte, Disco, volle Kaufhäuser, große Supermärkte) oder in Räumen/Orten, wo es nur wenige Ausgänge gibt und/oder man anstehen muss (z. B. Flugzeuge, Busse, Züge, Brücken, Warteschlange an Kassen, Autobahnen). Der zweite Typ sind Situationen, wo die Flucht zwar prinzipiell gut möglich wäre, aber von anderen Menschen deutlich zur Kenntnis genommen werden könnte. Hierunter fallen Theaterveranstaltungen, Kino, Friseur, Zahnarzt oder auch in einer Warteschlange stehen. Unterscheidungsmerkmale von Situationen sind zum Beispiel
– die Anwesenheit von anderen Menschen (alleine – wenige – viele Menschen anwesend),
– die Entfernung von zu Hause (zu Hause – in bekannter Umgebung – in unbekannter Umgebung).

Überlegen Sie nun zunächst, welche Merkmale Ihre gefürchteten Situationen aufweisen. Welche gehören eher zusammen, welche sind unterschiedlich? Neben diesen Merkmalen der Situation gibt es auch noch Merkmale in Ihrem Verhalten, die relevant sind für die Frage, wie man eine Agoraphobie verändern kann.

4.1.2 Die eigenen Sicherheitssignale identifizieren

Ähnlich zu der Panikstörung spielen auch bei der Agoraphobie angst- und furchtmotivierte Verhaltensweisen, das so genannte Sicherheitsverhalten, eine bedeutsame Rolle. Manche der Verhaltensweisen haben Sie möglicherweise schon bei der Durchführung der Übungen des Arbeitsblatts 8 (vgl. S. 103) entdeckt.

Das Arbeitsblatt 10 (vgl. Anhang, S. 106) kann Ihnen hierbei weiterhelfen. Dort sind zwei Spalten abgebildet. Die linke Spalte bezeichnet die Art des Sicherheitsverhaltens. In der rechten Spalte können Sie Ihre persönliche Verhaltensweise pro Kategorie eintragen.

Alle in diesem Arbeitsblatt aufgelisteten Verhaltensweisen sind Sicherheitsverhaltensweisen, die in sechs verschiedene Typen/Kategorien unterteilt werden können (nach Spiegel, 2000):

1. *Automatische Verhaltensweisen.* Unter automatischen Verhaltensweisen kann man unfreiwillige Verhaltensweisen verstehen, die oft ohne Beteiligung unseres Bewusstseins ablaufen. Darunter fallen zum Beispiel Weinen, Schreien vor Angst oder auch unruhig hin und her laufen. Diese Verhaltensweisen kommen sowohl bei Panikstörung als auch bei Agoraphobie häufig vor.

2. *Dinge, die wir tun, um uns zu versichern, dass es uns gut geht.* Hierbei handelt es sich um alle Formen von Kontrollen, die wir durchführen, um sicherzustellen, dass mit uns (noch) alles in Ordnung ist. Deswegen kann man diese Verhaltensweisen auch Kontrollverhaltensweisen nennen. Beispiele hierfür sind den Puls oder Blutdruck (wiederholt) messen oder tief Luft holen. Diese Verhaltensweisen sind besonders typisch für Personen mit einer Panikstörung. Sie helfen zumindest kurzfristig, indem sie deutlich machen, dass (noch) alles in Ordnung ist. Da sie aber nur kurzfristig nützlich sind, tendieren diese Verhaltensweisen dazu, sich zu stabilisieren und wiederholt aufzutreten, um größere Zeiträume überbrücken zu können. Denken Sie auch daran: Jedes Mal, wenn Sie diese kontrollierenden Verhaltensweisen durchführen, vertiefen Sie die „Gedächtnisspur" des Furchtreizes (also die körperliche Empfindung, die Sie zu dem Kontrollverhalten motiviert hat) in Ihrer Amygdala.

3. *Dinge, die wir tun, um körperliche (Miss-)empfindungen zu reduzieren,* sind Verhaltensweisen, die direkt darauf abzielen, die unangenehmen körperlichen Empfindungen zu reduzieren. Beispiele hierfür sind: sich frische Luft ins Gesicht fächern, das Gesicht mit kühlem Wasser benetzen oder eine Sonnenbrille aufsetzen. Diese Art des Sicherheitsverhaltens ist ebenfalls besonders typisch für Patienten mit einer Panikstörung. Auch hier bringen Sie sich selbst bei, dass die körperlichen Empfindungen sehr gefährlich werden, sobald sie an Stärke zunehmen. Darum ist es notwendig, ihre Steigerung zu unterbinden bzw. dieser vorzubeugen.

Wie auch bei allen anderen Sicherheitsverhaltensweisen verstärken Sie auf diese Weise die Relevanz des Furchtreizes für die Amygdala, denn Sie verdeutlichen sich durch ein solches Verhalten immer wieder, wie wichtig es ist, die körperlichen Empfindungen zu kontrollieren.

4. *Dinge, die wir tun, um uns von Angstauslösern abzulenken oder zu verhindern, dass wir anfangen, uns beängstigende Gedanken zu machen.* Beispiele hierfür sind mit jemandem reden oder das Radio/Fernsehen eingeschaltet haben (um sich nicht so alleine zu fühlen), sich auf etwas anderes konzentrieren oder sich aus der Situation gedanklich „herausbeamen".

5. *Dinge, die wir unternehmen, um uns selbst zu zeigen, dass die Tortur nun bald vorüber ist.* Darunter fallen schließlich solche Verhaltensweisen wie immer wieder auf die Uhr zu schauen, die Anzahl der bereits im Fahrstuhl gefahrenen Stockwerke mitzuzählen, die Stufen, die man nach oben gegangen ist mitzuzählen oder auch die Kilometer zu notieren, die man sich von Zuhause entfernt hat.

6. *Selbstverständlich zählt auch die Vermeidung dazu, also eine bestimmte Situation nicht oder nur teilweise aufzusuchen* (z. B. immer den Partner mitnehmen, immer eine Tablette mitnehmen).

Die Unterteilung auf dem Arbeitsblatt in die fünf Arten hilft Ihnen möglicherweise dabei, mehrere Ihrer Verhaltensweisen auch als Sicherheitsverhaltensweisen zu identifizieren. Vergessen Sie dabei aber nicht, dass auch die bereits besprochenen Verhaltensweisen wie die totale oder partielle Vermeidung der eigentlichen Situation notiert werden. Sie sind auf dem Arbeitsblatt nicht noch einmal aufgeführt.

4.2 Schritt 2: Sich mit den Situationen konfrontieren

Nachdem Sie die Situationen identifiziert haben, die Angst und Panik hervorrufen und Ihre eigenen Verhaltensweisen in den Situationen analysiert haben, folgt nun der zweite Schritt, nämlich sich mit den Situationen zu konfrontieren. Genauso wie bei der Konfrontation mit inneren Reizen (Ihren körperlichen Empfindungen), erfolgt hier eine Konfrontation mit den äußeren Reizen. Das Rational ist das gleiche wie in Kapitel 3 beschrieben. Zunächst entwerfen Sie sich eine Angstleiter analog zu der Konfrontationstreppe in Kapitel 3.3.1.

4.2.1 Eine Angstleiter entwerfen

Um eine Angstleiter zu entwerfen, bringen Sie die Situationen in eine Rangreihe nach ihrer Schwierigkeit.

Arbeitsblatt 11 (vgl. Anhang S. 107) ist Ihnen bei der Erstellung der Angstleiter behilflich.

Zunächst tragen Sie die Situationen in die ganz linke Spalte ein, dann geben Sie eine Einschätzung für das Ausmaß der Angst, das diese Situation bei Ihnen erzeugt und Sie geben an, wie stark Sie die jeweilige Situation bisher vermieden haben. In der dritten und vierten Spalte können Sie nun auflisten, welche Bedingungen dazu führen würden, dass Sie die jeweilige Situation *besser/länger* aushalten könnten und welche ein solches Aushalten *erschweren* würden.

Am Ende können Sie alle Situationen nach dem Ausmaß der Angst in eine Rangreihe bringen, ganz oben stehen dann die Situationen, die Ihnen am meisten Angst machen, ganz unten die, die Ihnen am wenigsten Angst machen. In Tabelle 2 finden Sie ein Beispiel eines ausgefüllten Arbeitsblatts. Nun können Sie sich mit den Situationen konfrontieren. Auch hier gilt, Sie können sich von unten nach oben hocharbeiten, Sie können in der Mitte einsteigen oder auch ganz oben. Die Vor- und Nachteile jeder Methode wurden in Kapitel 3 bereits beschrieben (vgl. S. 56).

4.2.2 Konfrontation mit Situationen – Wie mache ich es richtig?

Es geht darum, Ihrer Amygdala zu sagen, wann das *„Kampf-oder-Flucht"*-System aktiviert werden soll und wann nicht. Im Moment sind alle Situationen und ihre Merkmale Bestandteile Ihrer persönlichen Furchtreiz-Liste. Wenn Sie diese Liste verändern wollen und Reize daraus entfernen möchten, dann gilt dasselbe Prinzip wie bei der Panikstörung und der Konfrontation mit inneren Reizen (körperlichen Empfindungen): sich mit dem gefürchteten Reiz, in diesem Fall der Situation, konfrontieren und sich gleichzeitig dabei so zu verhalten, als ob es nicht gefährlich ist. Das heißt, alle Verhaltensweisen, die auf Ihrem Arbeitsblatt 10 stehen, sollten bei der Konfrontation unterlassen werden.

Tabelle 2: Beispiel einer Angstleiter

Aktivität	Ein-schätzung Angst (0–8)	Ein-schätzung Ver-meidung (0–8)	Bedingungen, die meine Angst schlimmer machen würden	Bedingungen, die meine Angst besser machen würden
Fliegen	8	8	Längerer Flug, speziell Übersee, kleinere Flugzeuge, über Wasser oder Berge	Kürzere Flüge, größere Flugzeuge
Außerhalb der Stadt sein	8	8	Weiter weg von Zuhause, Übernachtung, unbekannte Stadt	Näher an Zuhause dran, am selben Tag zurückkehren
Autobahn fahren	7	5	In Stauzeiten, weniger Abfahrten, unbekannte Strecke, mit Brücken, Tunnel, enge Straße	Langsamer fahren, wenn wenig los ist
Einen Bus nehmen	7	8	Voll, im Stehen, bestimmte Strecken	Nicht so viele Personen, sitzen
In einem Einkaufs-zentrum sein	7	3	Größer, mehr Personen, weit weg vom Ausgang sein, kein Telefon in der Nähe	Nahe an Zuhause, bekanntes Zentrum, Toiletten in der Nähe
Alleine Zuhause sein	6	4	nachts, ohne Auto, Licht aus, Radio und Fernseher aus	Am Tage, Auto verfügbar (für den Notfall), TV an
In einem Restaurant essen	6	6	Offizieller, mit Personen, die über meine Panik nicht Bescheid wissen, Kaffee trinken	Lockere Atmosphäre, alleine essen, an der Bar sitzen
Ins Kino gehen	5	4	Beängstigender Film, unbekanntes Kino, abends	Komödie, das Kino in unserem Ortsteil, am Tage
Etwas körperlich Anstrengendes tun	5	3	Draussen sein an einem heißen Tag, Fitness-Club, wenn ich müde bin	Kühler Tag, insgesamt fit
Einen Spaziergang machen	4	3	Weit weg von zuhause oder in der vollen Stadt, im offenen Gelände (Park) heißer Tag, keine Häuser in der Nähe	Häuser oder Geschäfte in der Nähe, bekanntes Gebiet

Viele Patienten berichten, sie hätten das schon ausprobiert oder würden sich sogar täglich durch manche der Situationen quälen (weil sie es zum Beispiel im Rahmen ihrer beruflichen Tätigkeit müssen), ohne dass diese Konfrontation etwas nützen würde. Es ist ganz wichtig, dass Sie sich verdeutlichen: *Konfrontation ist nicht gleichbedeutend mit dem sich Aussetzen der Situation.* Konfrontationsübungen sind *systematische Versuche*, kontinuierlich Einfluss zu nehmen auf die eigene, verinnerlichte Liste von Gefahrenreizen. Konfrontation muss, wenn sie wirksam sein soll, einen bestimmten Ablauf und Inhalt haben. Diese Art der Konfrontation ist nicht mit einem sich durch die Situationen „durchquälen" oder „aushalten" zu vergleichen. Meist sind bei dem Aushalten und Ertragen viele Sicherheitsverhaltensweisen am Werk, die den Effekt der Konfrontation unterbinden.

> Konfrontation besteht daraus, der Amygdala wiederholt die persönlich relevanten Furchtreize zu präsentieren, während man sich so verhält, als ob es nichts zu befürchten gäbe. Im Vergleich zum Umgang mit beängstigenden Gedanken geht es also eher darum, sich „rational zu *verhalten*" als „rational zu *denken*".

Was ist der Effekt einer systematischen Konfrontation? Die Antwort ist zunächst: Angst zu provozieren. Wie geht es dann aber weiter? Was passiert, wenn Sie Angst und Furcht ausgelöst haben? Furchtreaktionen können auf zwei Wegen wieder abklingen: dadurch, dass die Bedrohung vorbei ist (zum Beispiel konnte das Auto rechzeitig bremsen und Sie realisieren, Sie wurden – entgegen Ihrer ersten Erwartung – nicht totgefahren, da Sie schnell genug reagiert haben). Ihr Herzschlag wird sich wieder beruhigen. Manchmal hält eine Bedrohung aber auch lange an. Was ist dann? Panikanfälle können nicht über mehrere Stunden anhalten, da unser System unseren Herzschlag und andere körperliche Vorgänge exakt kontrolliert. Wenn wir lange andauernd auf einem so hohen Erregungsniveau sind, dann reguliert der Körper von alleine – selbstgesteuert – die Erregung. Das System, welches an der Erhöhung und Aufrechterhaltung der Erregung beteiligt ist, nennen wir das sympathische Nervensystem und das, was an der Verminderung der Erregung beteiligt ist, nennen wir das parasympathische System. *Para* steht hier für Gegenspieler. Die beiden Systeme kontrollieren sich also gegenseitig. Wenn Sie keine Sicherheitsverhaltensweisen zeigen und in der Situation bleiben, dann wird irgendwann „*Para*" zum Vorschein kommen und dafür sorgen, dass sich Ihre Furcht vermindert.

Weitere wichtige Merkmale einer Konfrontationstherapie sind die Länge der einzelnen Konfrontationsübungen, die Anzahl der Wiederholungen, die genaue Herstellung der Situation und die Kombination der Situation mit der Provokation körperlicher Empfindungen bei Personen mit beiden Angststörungen, der Panikstörung und der Agoraphobie.

Darüber hinaus gibt es einige Situationen, in denen eine Konfrontation auch negative Folgen haben kann, zum Beispiel in real gefährlichen Situationen (beim Autofahren, Bergsteigen), bei gleichzeitigem Vorliegen einer körperlichen Erkrankung, die die körperliche Belastbarkeit nennenswert einschränkt (z. B. Herz-Kreislauf-Erkrankungen, Asthma), bei Situationen, in denen Leistungen erbracht werden (z. B. bei Prüfungen oder bei der Bedienung schwerer Maschinen). Hier ist eine Konfrontation nicht unmöglich, aber sie sollte graduell vorgenommen werden.

Eine gute Konfrontation durchzuführen ist dementsprechend kompliziert. Es ist am besten, wenn Sie einen Psychotherapeuten aufsuchen, der sich damit auskennt und Ihnen bei der Planung und Durchführung der Übungen behilflich ist. Nutzen Sie die Expertise, es könnte Ihnen viel Frustration ersparen. Geben Sie sich auf der anderen Seite nicht damit zufrieden, wenn Ihr behandelnder Arzt oder Psychotherapeut Ihnen rät, Sie sollten sich mal mit den Situationen konfrontieren. Diese Anleitung ist viel zu unspezifisch, als dass Sie davon profitieren könnten. Denken Sie immer daran, Konfrontationstherapie ist ausgesprochen wirksam, aber nur wenn sie richtig durchgeführt wird. Ansonsten ist es nichts anderes als eine weitere Tortur auf der Liste Ihrer Erfahrungen, die Sie unzufrieden und frustriert zurücklässt.

Das Arbeitsblatt 12 (vgl. Anhang, S. 108) gibt Ihnen einige Tipps zur Durchführung von Konfrontationsübungen. Diese stellen gleichzeitig eine Zusammenfassung dieses Kapitels dar.

Im nächsten Kapitel finden Sie einen Erfahrungsbericht einer meiner Patienten. Er hat die in diesem Ratgeber beschriebenen Übungen im Rahmen einer psychologischen Psychotherapie (Verhaltenstherapie) durchgeführt. Der Patient meldete sich im Alter von 33 Jahren bei mir zur Therapie an. Er wurde mit dem hier vorgestellten Therapiekonzept behandelt und beschreibt seine Erlebnisse bei der Auseinandersetzung mit seinen Angststörungen auf den folgenden Seiten (er hatte eine Panikstörung und eine Agoraphobie). Dafür bedanke ich mich sehr bei ihm.

5 Fallbeispiel: Die Panikstörung mit Agoraphobie und ihre Behandlung aus Sicht eines Patienten

Heute bin ich 38 Jahre alt. Ich habe Maschinenbau studiert und arbeite seit drei Jahren bei einem größeren Konzern im technischen Controlling. Auf den folgenden Seiten beschreibe ich Erlebnisse der letzten acht Jahre: Von der ersten Angst- und Panikattacke zur Vollzeitangst, wie ich vergeblich versuchte, Hilfe bei Ärzten zu bekommen und wie ich dann Hilfe in Form einer Konfrontationstherapie in der Psychotherapieambulanz der Technischen Universität Braunschweig bekam.

5.1 Ausgangssituation

Nach Abschluss meines Studiums arbeitete ich bereits im dritten Jahr als Wissenschaftlicher Mitarbeiter an der Universität. Das heißt, neben den langsam beginnenden Vorbereitungen für meine Doktorarbeit bearbeitete ich einige nationale und internationale Forschungs- und Industrieprojekte. Wenn ich also mal nicht in meinem Büro vor dem Computer saß, war ich unterwegs bei unterschiedlichen Firmen aus ganz Deutschland, um den dortigen Geschäftsführern darzustellen, wie sie ihr Unternehmen besser betreiben können. Ebenso hatte ich eine ganze Reihe von Dienstreisen innerhalb der Europäischen Union – Projekttreffen in Madrid, Vortrag in London, das nächste Projekttreffen diesmal in Paris. Anfangs war das Reisen zu anderen Firmen und in das Ausland spannend und aufregend, aber mittlerweile hatte ich mich ziemlich daran gewöhnt. Gegen Ende des Jahres häufte sich die Arbeit: Ein wichtiger Vortrag für eine internationale Konferenz musste vorbereitet und gehalten werden, für zwei Unternehmen musste ich die Abschlusspräsentationen erarbeiten und vortragen, außerdem mussten noch einige Veröffentlichungen termingerecht vorgelegt werden. Da kamen schon einmal 60 Wochenarbeitsstunden zusammen; zumal ich bis Anfang Dezember alle offenen Aufgaben erledigt haben wollte, um dann zwei Wochen Urlaub in der Karibik richtig genießen zu können.

5.2   Auf Trinidad und Tobago im Dezember

Wir vier – zwei Freunde, mein Bruder und ich – fühlten uns herrlich: wir waren über London und Tobago nach Trinidad geflogen … direkt in das Paradies, so wie man sich einen Karibikurlaub vorstellt: Sonne, Strand und Party natürlich auch. Wir schauten uns Land und Leute an und genossen unsere Ferien … bis es mir am fünften Tag auf einmal schlecht ging. Es war nicht der Kater am „Morgen danach" und ich hatte auch nichts Seltsames gegessen. Mir wurde schwindelig, ich fühlte mich schwach, ich dachte ich kann die Sonne nicht mehr ertragen – aus heiterem Himmel – so etwas hatte ich vorher noch nicht erlebt. Innerhalb einer Viertelstunde konnte ich mich nicht mehr auf meinen Beinen halten, ich musste mich auf den Boden legen. Als das auch nach einer weiteren Viertelstunde, einigen Getränken und etwas Schokolade immer noch nicht besser wurde, rief ein Passant einen Krankenwagen.

Als wir im Krankenhaus ankamen, hatte ich nicht mehr die Kraft mich auf den Beinen zu halten. Mit einem Rollstuhl wurde ich in eine Art Notaufnahme gebracht. Dieser Raum erweckte nicht gerade mein Vertrauen: Blutflecken auf dem Boden und an den Wänden. Insgesamt wirkte alles sehr heruntergekommen. Der modernste Gegenstand in diesem Raum war ein blauer Koffer mit der Aufschrift „Dr. Blue" – wohl so eine Art Notfallkoffer. In dieser Notaufnahme lag ich bestimmt eine halbe Stunde. Das Einzige was passierte, war, dass ein Krankenpfleger nach meinem Namen fragte und was mir fehle. Ich selbst fühlte mich nahe einer Ohnmacht, mir war schwindelig und ich wurde schwächer und schwächer. Mein Bruder erzählte mir später, dass ich anfing, zu fantasieren. Da unsere Mutter Diabetikerin ist und wir die ähnlichen Symptome einer Unterzuckerung kannten, baten wir darum, meinen Blutzuckerspiegel zu messen. Bisher war bei mir nichts Auffälliges festgestellt worden. Nach einiger Diskussion wurde tatsächlich mein Blutzucker gemessen: Ergebnis 35, normal ist ein Wert zwischen 80 und 120. Nun kam tatsächlich Bewegung in die Angelegenheit, ich bekam eine Glucose-Infusion, konnte wieder einigermaßen klar denken und wurde in ein Krankenzimmer einquartiert.

In diesem Krankenhaus muss ich so eine Art Attraktion gewesen sein – immerhin war ich der einzige Hellhäutige. Ob Krankenschwester, Koch oder Gärtner, jeder Angestellte des Krankenhauses schaute wenigstens einmal in mein Zimmer, um sich nach meinem Befinden zu erkundigen, zu fragen, ob ich Videokassetten benötige (einen Videorecorder gab es allerdings nicht) oder einfach nur, um mir einen guten Tag zu wünschen. Mein Zimmer hatte einen Balkon, eine Balkontür aber kein Balkontürschloss – die Tür nach draußen war also ständig nur angelehnt. Über meinem Kopfende hingen einige blanke Drähte, die, wenn ich sie miteinander verzwirbelte, aus einem Lautsprecher Musik erklingen ließen. Ab und an wurden mir Medikamente gebracht, die auf Nachfrage aber für das Nachbarzimmer bestimmt waren. Auch wenn ich nicht den Eindruck hatte, in kompetenten Händen zu sein, so waren doch wenigstens alle sehr freundlich.

Am Morgen nach meiner Einlieferung ins Krankenhaus kam das erste Mal ein Arzt (Internist) zu mir. Er untersuchte mich, stellte mir eine Menge Fragen und machte einen sehr kompetenten Eindruck. In mir keimte Hoffnung, dass sich nun bald alles klären würde. Es wurde ein Glucosetoleranztest durchgeführt, mein Blut wurde untersucht und ich wurde geröntgt. Am nächsten Morgen kam der Arzt wieder zu mir und teilte mir mit, dass ich im Prinzip gesund sei. Mein Blutzucker wies zwar eine gewisse Prädisposition auf, die es langfristig im Auge zu behalten gilt, aber im Augenblick unbedenklich sei. Ich hatte nun seit zwei Tagen nicht mehr auf meinen Füßen gestanden, weil mir zu schwindelig und ich zu kraftlos war – aber ernsthaft erkrankt solle ich nicht sein. Schließlich fragte er mich noch, ob ich Angst hätte oder ich eine Panikattacke gehabt hätte. Mit dieser Frage konnte ich nun gar nichts anfangen. Ich? Eine Panikattacke? Warum denn? Das hätte ich doch gemerkt. Außerdem: Was ist das überhaupt? Am Nachmittag besuchte mich der Krankenhauspsychiater und stellte mir einige Fragen. Nach einer halben Stunde meinte er, dass er keinen psychisch begründeten Befund feststellen kann und ich aus seiner Sicht in Ordnung bin. Etwas anderes hätte ich mir auch nicht vorstellen können. Am dritten Tag im Krankenhaus kam ich langsam wieder zu Kräften, so dass ich am vierten Tag wieder entlassen wurde. Von unserem Urlaub waren noch drei Tage bis zum Rückflug übrig.

In der Zwischenzeit hatten meine Freunde meine Auslandskrankenversicherung in Deutschland angerufen, um dort Rat zu holen und einen eventuellen Krankentransport zu klären. Die Auslandskrankenversicherung nahm daraufhin Kontakt mit dem Internisten auf, der mich untersucht hatte. Dieser Arzt hat dann als Diagnose eine leichte Panikattacke weitergegeben, etwas anderes hatte er nicht feststellen können und die Aussage des Psychiaters hatte wohl keine Bedeutung. Dann geschah etwas Unvorgesehenes: Die Auslandskrankenversicherung teilte mir mit, dass sie zum einen für psychische Erkrankungen nicht zuständig sei (das steht im Kleingedruckten) und dass sie zum anderen gezwungen sei, meine Fluggesellschaft über diese psychische Erkrankung zu informieren und ich also nicht heimfliegen dürfe. Nun bekam ich Angst. Drei Tage vor dem Heimflug, ich darf nicht mitfliegen, es ist kurz vor Weihnachten und für die nächsten Wochen waren alle Europaflüge ausgebucht. Meine Freunde und mein Bruder mussten fliegen und ich sollte zurückbleiben? Es folgten einige Telefonate mit dem Medical Health Service von British Airways in London. Ich suchte wieder den Internisten auf und auf mein Drängen schrieb er mir ein weiteres Attest, in dem er bescheinigte, dass eine anfängliche Blutzuckerschwankung nun nicht mehr da sei. Die Hinweise auf eine psychische Erkrankung ließ er weg. Von einem Hotel aus konnte mein Bruder das Attest nach London faxen. Einen halben Tag vor dem Rückflug hatte ich dann das OK aus London, dass ich mitfliegen durfte. Nach wie vor war ich etwas schwächlich auf den Beinen und es fiel mir schwer, klare Gedanken zu fassen. Die Ungewissheit über den Rückflug trug noch einmal ihr Übriges dazu bei.

5.3   Die Rückreise und meine erste Panikattacke

Die Rückreiseflugroute lautete von Trinidad nach Tobago, von dort nach London und schließlich nach Bremen. Ich wusste zwar noch nicht genau, wie ich den Flug überstehen sollte, aber mein Ziel bestand erst mal darin, den Flieger nach Europa zu erreichen … damit ich in vertrauensvolle, europäische Hände komme. Aber zunächst stand ja der 20-minütige Flug von Trinidad nach Tobago an. Wir waren eingestiegen, hatten uns angeschnallt und rollten zur Startbahn. Und da kam sie: meine erste richtige Panikattacke. Ich dachte urplötzlich, ich muss aus dem Flugzeug, ich wurde immer unruhiger, alles drehte sich und ich wusste nicht mehr, wo oben und unten ist, ich dachte, ich drehe durch. Zum Glück saß mein Bruder neben mir. Er redete auf mich ein, beruhigte mich und stellte mir unglaublich viele Fragen, um mich abzulenken. Wenig später auf Tobago angekommen, fragte ich mich, was das denn nun gewesen sei. Warum habe ich so reagiert? Wie sollte ich nur den langen Europaflug überstehen? Was passiert, wenn ich durchdrehe? Muss das Flugzeug dann umkehren? Oder lassen die mich doch erst gar nicht rein, wenn die merken, dass mit mir etwas nicht stimmt?

Auf Tobago besorgten mir meine Freunde in einer Drogerie, eigentlich eher eine Art Kiosk, Tabletten gegen Flugangst. Die Tabletten hatten keinerlei Kennzeichnung oder Verpackung. Ich hatte nur den mündlichen Hinweis, eine Stunde vor dem Abflug eine Pille zu nehmen. Was blieb mir übrig? Hauptsache weg hier. Also nahm ich diese Tablette, von der ich bis heute nicht weiß, was es war. Der Rückflug verlief dann auch tatsächlich ohne Probleme. Auch der Anschlussflug nach Deutschland und die Heimfahrt mit dem Auto blieben ohne Schwierigkeiten. Zuhause angekommen dachte ich erleichtert, was immer auch die letzten Tage passiert ist, das ist nun vorbei und ab morgen kann das Leben normal weitergehen.

5.4   Wieder zuhause

Am Tag nach meiner Heimreise wollte ich erst mal meinen Hausarzt aufsuchen, um mich gründlich durchchecken zu lassen. Irgendetwas musste ja mit mir nicht in Ordnung gewesen sein. Aber schon auf dem kurzen Weg zum Hausarzt wurde ich plötzlich wieder sehr unruhig. Je weiter ich mich von meiner Wohnung entfernte, desto unruhiger wurde ich und umso unwohler fühlte ich mich. Ich verstand das nicht. Wieso wurde ich jetzt unruhig? Dafür gab es doch gar keinen Grund? Im Wartezimmer des Arztes wurde ich so unruhig, dass ich sofort den Raum verlassen wollte. Es fiel mir ziemlich schwer, dem Arzt die Geschehnisse der letzten Tage zu berichten. Ich war vollkommen fertig und die Tränen liefen nur so herunter. Ich bekam eine Beruhigungsspritze und es wurden diverse Untersuchungen für die nächsten Tage vereinbart. Der Arzt meinte, es könnte sich durchaus um eine psychische Störung handeln, wollte aber erst mal eine organische Erkrankung ausschließen. Das mit der psychischen Störung hielt ich schlichtweg für Quatsch – da musste irgendetwas anderes vorliegen.

Als Diagnose teilte mir mein Hausarzt schließlich mit, dass ich prinzipiell gesund sei, ich aber ca. ein halbes Jahr lang ein Antidepressivum einnehmen sollte. Wenn sich dann keine Besserung ergibt, sollte ich einen Psychologen aufsuchen. Als Erklärung fand ich das ziemlich unbefriedigend – ich hatte doch keinen Dachschaden und zum Seelenklempner muss ich erst recht nicht. Außerdem hatte ich eine zunehmende Anzahl körperlicher Symptome: Schwindelgefühl, Sehstörungen, Kribbeln in den Händen, Stiche in der Brust, insgesamt Unruhe und Schweißausbrüche. Ich war eher der Meinung, dass da körperlich irgendwas nicht stimmt. Wieso sollte ich auch plötzlich psychisch krank sein, dafür war ich doch gar nicht der Typ.

In der Folgezeit war ich sehr verunsichert. Ich wusste nicht, warum ich meine Wohnung nicht verlassen konnte, ohne unruhig oder gar panisch zu werden. Immerhin konnte ich arbeiten gehen – mein Büro war nur eine Straße weiter. Die Unruhe und die Verunsicherung wurden zu einem ständigen Gefühl. Zwar wirkte allmählich das Antidepressivum, so dass ich zunächst das Gefühl der Verbesserung spürte, aber es gab auch unerwünschte Begleiterscheinungen. So wurden nicht nur die negativen Empfindungen gedämpft, sondern auch die positiven. Nach vier oder fünf Monaten war ich so teilnahmslos, dass ich keine Freude oder irgendetwas Positives mehr empfinden konnte. Ich beschloss, das Antidepressivum abzusetzen.

5.5   Das Leben mit der Angst: Die nächsten zwei Jahre

Ich zog mich immer mehr aus dem sozialen Leben zurück. Wenn Freunde etwas unternahmen, erfand ich immer neue Ausreden, warum ich nicht dabei war. Einige Freunde wussten, dass mit mir etwas nicht in Ordnung war. Aber was, das wussten sie nicht – wie auch? Ich wusste es ja selbst nicht und konnte auch nur schwer vermitteln, woran ich denn nun leide. Etliche meiner Freunde und Bekannten konnten immer weniger mit mir anfangen und wendeten sich ab. Einige wenige versuchten, sich um mich zu kümmern und kamen mit immer neuen Ratschlägen und Ideen, was ich denn machen sollte. Aber auch mit diesen war es schwierig zu reden, denn sie konnten nicht verstehen, was in meinem Kopf vorging. Meine Freundin hat das alles ohne großes Murren ertragen. Sie hat sich nie wirklich darüber beschwert, wenn ich mal wieder irgendwas nicht mitgemacht habe. Manches Mal hatte ich mir gewünscht, dass sie sich etwas aktiver um mich kümmert, mir vielleicht auch mal in den Hintern tritt. Auf der anderen Seite war ich aber auch froh, dass sie das überhaupt noch mit mir ausgehalten hat.

Meine Antriebskraft schwand mehr und mehr. Auch einfache Dinge wie Einkaufen, in der Mensa essen oder Freunde besuchen fielen immer schwerer. In gleichem Maße schwand auch mein Selbstvertrauen immer mehr. Die Ärzte, die ich nach und nach wegen meiner körperlichen Symptome aufsuchte, konnten mir nicht helfen. Die Diagnosen waren meist sehr unspezifisch und gaben keinen Aufschluss. Der Rat bestand in der Regel darin, dass ich die Symptome gar nicht habe, ich aber diesen oder jenen Arzt noch aufsuchen könnte. Auch wenn ich mir nach wie vor nur schwer vorstellen konnte, dass es etwas „Psychisches" ist, beschloss ich doch, auch diese Möglichkeit auszuschöpfen und einen Psychologen aufzusuchen.

5.6 Die Schwierigkeit, einen Psychologen zu finden

Meinen ersten Kontakt zu einer Psychologin hatte ich über eine private Empfehlung erhalten. Ich war sehr gespannt, was diese Frau für mich tun könnte. Allerdings war ich auch sehr skeptisch, wie jemand anderes meine Gefühlswelt auch nur annähernd richtig erfassen und sogar therapieren kann. Diese erste Psychologin versuchte nun sehr stark, meine Gefühlswelt zu erkunden. Ich habe versucht, bereitwillig Auskunft zu geben, hatte jedoch nicht das Gefühl, dass sie mich wirklich erreichte. Spätestens als sie die Geburtsdaten von mir und meiner Freundin erfragte, begann die Sache für mich unglaubwürdig zu werden. Als sie mir auf dieser Grundlage mitteilte, meine Probleme seien im Wesentlichen gelöst, wenn ich mich von meiner Freundin trenne, beendete ich die Zusammenarbeit.

Mein Hausarzt überwies mich an einen Zwischenpsychologen, der mir nach einem etwa halbstündigen Gespräch den weiteren Weg bzw. die folgende psychologische Therapieform aufzeigen sollte. Nach zwei Monaten bekam ich einen Termin und er empfahl mir eine Gesprächstherapie. Auf meine Nachfrage nannte er mir auch eine Psychologin, an die ich mich wenden sollte. Ich hätte auch nicht gewusst, wie ich denn nun einen Psychologen auswählen sollte. Nach weiteren sechs Wochen erhielt ich nun bei dieser zweiten Psychologin einen Termin, sie machte auf mich einen sehr unsicheren Eindruck. Sie schien sich in ihrer Praxis nicht auszukennen und wirkte insgesamt ängstlich. Immerhin stellte sie mir nach einer Stunde Unterhaltung ein Therapiekonzept mit Gesprächen und Aufsuchen von Angstsituationen vor, welches aus meinem heutigen Kenntnisstand gar nicht so schlecht gewesen wäre. Dann schlug jedoch eine Gesetzesreform zu und diese Psychologin wurde von den Krankenkassen nicht anerkannt. Ich musste mir also einen neuen Psychologen suchen, aber wie und nach welchen Kriterien? Von der kassenärztlichen Vereinigung bekam ich eine Liste aller Psychologen mit der Angabe der freien Plätze. Offensichtlich gab es unterschiedliche Arten von Psychologen, aber ich hatte keinerlei Hinweise, welcher denn für mich der richtige sein könnte. Alle meine Versuche, bei verschiedenen Beratungsstellen Rat zu bekommen, schlugen fehl – solche Auskünfte sind nicht vorgesehen. Ich betrachtete die Liste aller Psychologen und strich alle Doppelnamen aus. Ich dachte, Leute mit zwei Nachnamen haben schon ausreichend Probleme mit ihrer eigenen Identität. Dann strich ich die aus, mit mehr als einem Monat Wartezeit – ich hatte ja schon lange genug mit der Psychologensuche zugebracht.

Schließlich fiel meine Wahl – mehr oder weniger zufällig – auf einen Psychologen in meiner Nähe, bei dem ich schon nach wenigen Wochen einen Termin erhielt. Insgesamt war ich ein Jahr in dieser Therapie. Dieser Psychologe war ein Theoretiker, kompetent, aber sehr abstrakt. Die Gespräche gaben mir schon eine gewisse Sicherheit, das heißt, nach jedem Gespräch ging es mir etwas besser als vorher, zumindest für einige Zeit. Insgesamt blieb die Therapie jedoch ohne wirklichen Fortschritt.

Ich konnte mein Leben irgendwie verwalten bzw. mich mit der Angst arrangieren. Es gab bessere und schlechtere Phasen. Mal dachte ich, es geht aufwärts und dann kamen wieder einige Wochen, in denen ich mich noch mehr zurückzog, rund um die Uhr Angst hatte und zu fast nichts mehr in der Lage war. Die schlechten Phasen wurden länger und meine körperlichen Symptome wurden stärker – inzwischen hatte ich auch häufiger das Gefühl, Krämpfe im Kopf zu haben. Auch fühlte ich hin und wieder eine Todesangst in mir aufkommen – ein Gefühl, welches ich sogar mir selbst gegenüber Schwierigkeiten hatte, einzugestehen. Zumal Ärzte, die ich nach wie vor aufsuchte, meist mit den Schultern zuckten und meinten, das hätte ich alles nicht, das bilde ich mir wohl nur ein.

Es musste etwas passieren, so konnte es nicht weiter gehen. Egal was passiert, jede Änderung meines Zustandes war gut. In dieser Zeit erzählte mir ein Freund von einer Ambulanz in Braunschweig, die seiner Freundin geholfen hätten und ich solle das da doch mal versuchen. Er hatte mir das vor einem Jahr schon mal erzählt mit dem Hinweis, dass dort mit Konfrontation, also direktem Aufsuchen von angstauslösenden Situationen gearbeitet wird. Dies erschien mir seinerzeit als anstrengend – ich hatte Angst davor. Nun aber war ich zu allem bereit – alles was mein Leben verändern könnte, war gut, egal wie schlimm es auch war.

5.7 Therapie in der Psychotherapieambulanz der Technischen Universität Braunschweig

Nach einem ersten Anruf bekam ich einen kurzen Fragebogen zugesendet. Diesen schickte ich ausgefüllt zurück. In einem zweiten Telefonat teilte man mir mit, dass ich grundsätzlich in das Therapieangebot hineinpasse, und dass in zwei Monaten ein erstes Gespräch stattfindet. Bei diesem ersten Gesprächstermin erzählte ich meine Geschichte und bekam ein umfangreiches Fragebogenpaket. Beim Ausfüllen der Fragebögen traute ich meinen Augen kaum. Hier wurde tatsächlich alles abgefragt, was für mich in den letzten Jahren auch nur ansatzweise von Bedeutung war. Es wurden alle Symptome abgefragt, von denen mir alle Ärzte zuvor versichert hatten, dass ich mir diese nur einbilde. Hier wurde nicht in Frage gestellt, ob ich mich ohnmächtig fühle, sondern ich musste nur noch angeben, wie oft und wie stark ich die einzelnen Empfindungen hatte. Und da gab es auch tatsächlich die Frage, wie oft ich Todesangst empfinde – etwas, was mir vorher zu unangenehm war, es überhaupt nur auszusprechen. Ich hatte plötzlich das Gefühl, dass sich jemand auskennt, mit dem was ich habe – ich war also doch nicht ein Einzelfall, dem keiner so richtig helfen konnte. Während mir also bisher die Persönlichkeit eines Psychologen bei meiner Psychologenauswahl als wichtig erschien, waren es nun die Inhalte der gestellten Fragen, die mich überzeugten. Es folgte ein weiterer, mehrstündiger Gesprächstermin und dann bekam ich tatsächlich eine Diagnose: Agoraphobie mit Panikstörung. Ich hatte also wirklich etwas, und das hatte sogar einen Namen – zum ersten Mal nach über zwei Jahren Ärztetourismus bekam mein Zustand einen Namen. Schon allein diese Tatsache war für mich ein Lichtblick und ich war gespannt auf das, was folgen sollte.

Mir wurde ein Konfrontationstherapiekonzept vorgeschlagen, in dem ich mich in kurzer Zeit massiv meiner Angst aussetzen sollte. Das heißt über einen Zeitraum von 10 Tagen sollte ich möglichst viele Situationen durchleben, die ich aus Angst während der letzten Jahre vermieden hatte. Dies waren in erster Linie Situationen, denen ich nicht sofort entfliehen konnte, ich alleine war oder bei denen ich mich von meiner Wohnung entfernte: Autofahren auf der Autobahn, Stehen an roten Ampeln, Reisen in Zügen oder Flugzeugen, Essen im Restaurant, Warten in einer Schlange, Einkaufen, ins Kino gehen, in Räumen mit vielen Menschen aufhalten, …

Meine Konfrontationstherapie begann an einem Montagmorgen. Die letzten Tage vorher hatte ich unglaubliche Angst vor der Therapie, ich war mir nicht sicher, ob ich nicht einfach vor Angst sterben würde. Aber ich war auch froh, dass nun endlich etwas passiert, dass sich mein Leben entscheidet – so oder so. An diesem Montagmorgen musste ich zunächst eine Stunde Autofahren, um zur Therapie zu gelangen. Es war das erste Mal nach einem halben Jahr, dass ich alleine mit dem Auto meinen Wohnort verließ. Umso dramatischer wurde die Fahrt, als ich in einen Stau geriet, weil in der Gegenrichtung ein Auto nach einem Unfall auf dem Dach lag. Im Stau stehend hatte ich eine ordentliche Panikattacke und ich weiß nicht, wie ich es dann geschafft habe weiterzufahren. Nachdem ich bei meiner Therapeutin ankam, ging es Schlag auf Schlag. Wir fuhren mit dem Bus zum Bahnhof, dann mit dem ICE nach Berlin – meine erste Zugfahrt nach über einem Jahr –, in getrennten Zügen wieder zurück nach Braunschweig. Mit dem Bus zu einem Krankenhaus, dort musste ich mich eine Stunde aufhalten. Zwischendurch bzw. unterwegs musste ich immer wieder kleine Übungen durchführen: durch einen Strohhalm atmen, um Atemnot zu erzeugen, schnelles Drehen um die eigene Achse, um Schwindel hervorzurufen oder starkes Ein- und Ausatmen zum Hyperventilieren. Dann mit dem Auto zum Braunschweiger Flughafen und eine Stunde Rundflug in einer kleinen viersitzigen Maschine. Ich musste mich in den obersten und untersten Stockwerken eines Kaufhauses aufhalten und im vollbesetzten Uni-Kino von einem Platz in der Mitte einen U-Boot-Film anschauen. Dies war mein erster Therapietag.

Am Vormittag des zweiten Therapietages trafen wir uns auf einer Autobahnraststätte und fuhren anschließend mit getrennten Autos in Richtung Hamburg. Ich hatte jede Raststätte anzufahren ohne zu wissen, wo ich meine Therapeutin wieder traf. Schließlich kamen wir auf Fehmarn an und bestiegen die Fähre nach Dänemark. Nach etwa einer Stunde Fahrt mit der Fähre musste ich auf einer dänischen Insel an Land gehen, meine Therapeutin fuhr wieder zurück. Da stand ich nun plötzlich in Dänemark

– mehr wusste ich eigentlich nicht – und hatte die Aufgabe, mir für die Nacht eine Unterkunft zu suchen und am nächsten Morgen mit der Fähre wieder zurückzufahren. Die Leute schauten schon etwas merkwürdig, als ich fragte, wo ich eigentlich bin und wo ich ein Hotel finden würde. Eines der wenigen Häuser in der Nähe war dann ein Hotel, zu allem Überfluss war ich wohl der einzige Gast. Als ich am nächsten Morgen wieder in Fehmarn ankam, stieg ich in mein Auto und fuhr zurück nach Braunschweig. Hier hatte ich mittags gerade eine halbe Stunde, bevor wir gemeinsam weiter nach Goslar fuhren und ins Besucherbergwerk gingen: enge Gänge, steile Treppen nach unten und zunehmend weniger Licht. Damit hatte ich nun drei Tage Therapie unter Anleitung meiner Therapeutin hinter mir. Nach meiner Panikattacke am Montagmorgen im Stau hatte ich die ganze Zeit keine weitere Panikattacke. Vielmehr lief alles in einer Art Film ab und ich wunderte mich nur, warum ich nicht viel mehr Angst hatte und warum ich nicht von einer Panikattacke in die nächste gefallen bin. Ich war sehr überrascht von dem Verlauf, konnte mir das gar nicht erklären.

Ab Donnerstag bestand dann meine Aufgabe darin, selbstständig Konfrontation zu betreiben, also angstauslösende Situationen ohne die Nähe meiner Therapeutin aufzusuchen. Ich fuhr alleine mit dem Zug nach Hamburg, hielt mich viel in der stark bevölkerten Innenstadt auf, besuchte einige Kaufhäuser und ging zu Fuß durch den kleinen Elbtunnel. Am Freitag besuchte ich einige Museen und ging ins Kino. Außerdem buchte ich für meinen Bruder und mich eine 3-Tagesreise mit dem Flugzeug nach London. In London stand unter anderem das Fahren mit der U-Bahn zur Rush-Hour auf dem Programm. Auch diese Tage bewältigte ich ohne große Schwierigkeiten. Ich war nicht völlig ruhig und hatte schon hier und da einige Angstzustände. Aber immerhin tat ich eine Menge Dinge, die ich vorher lange nicht getan hatte – und ich konnte dabei sogar stellenweise so etwas wie Freude empfinden.

Ich war wirklich überrascht, was ich in so kurzer Zeit erreicht hatte. In 10 Tagen mit massierter Therapie war ich unendlich viel weiter vorangekommen als in meiner wöchentlichen Gesprächstherapie während des gesamten letzten Jahres. Plötzlich war es nicht mehr eine dunkle Macht, die mehr und mehr Besitz von mir ergreift, sondern durch diese intensive Therapie habe ich Situationen neu gelernt, meine Erlebniswelt hatte sich neu justiert und ich hatte nun ein Ziel, an dem ich arbeiten konnte.

5.8 Das Leben nach der Therapie

Nach diesen zehn Tagen Konfrontationstherapie war ich keineswegs geheilt, ich hatte nach wie vor jeden Tag Angst. Aber es war doch etwas passiert: Ich hatte gelernt, dass ich meine Angst überwinden kann. Und darum ging es dann auch in der Folgezeit: Ich musste weiter konsequent an mir arbeiten, dass heißt immer wieder angstauslösende Situationen aufsuchen, die Angst aushalten und überwinden. Ich musste ein Gespür dafür entwickeln, wenn ich Gefahr lief, etwas nicht zu tun, weil es mir unangenehm erschien – dann musste ich es erst recht tun, am besten gleich zweimal. Etwa drei Monate nach der Therapie hatte ich zum ersten Mal die Hoffnung, wieder in mein „normales" Leben zurückkehren zu können. Ich hatte nicht mehr das Gefühl, rund um die Uhr mit der Angst kämpfen zu müssen, sondern es gab auch Stunden der Entspannung. Nach einem Jahr gab es schon ganze Tage, an denen ich weder mit Angst noch mit irgendwelchen körperlichen Symptomen zu kämpfen hatte. Mein Aktionsradius weitete sich immer mehr aus. Ich flog wieder in den Urlaub. Dies war genau genommen auch Bestandteil meiner Arbeit an mir: mindestens einmal pro Jahr ins Ausland fliegen. Zwei Jahre nach meiner Therapie hatte ich ganze angstfreie Wochen. Natürlich gab es auch Rückschläge, das heißt Tage oder Wochen, in denen mein Angstniveau insgesamt wieder höher war und ich wieder stärker unter Schwindel, Ohrgeräuschen oder Stichen in der Brust litt. Dies war aber meist dann der Fall, wenn ich vorher unachtsam war und ich z. B. unangenehmen Situationen ausgewichen bin. Da half nur, gezielt angstauslösende Situationen aufsuchen, die Angst aushalten und überwinden. Heute, fünf Jahre nach der Therapie, gibt es ganze Monate, in denen ich mich nicht an ernsthafte Angstzustände erinnern kann. Klar, wenn ich z. B. einen Vortrag vor der Geschäftsführung halten muss, dann kann das zu einem erheblichen Angstzustand führen (unterscheidet mich das überhaupt noch von einem gesunden Menschen?). Aber ich weiß, dass ich diese Angst aushalten kann und hinterher fühle ich mich wieder etwas stärker.

Aus heutiger Sicht stellt diese Therapie für mich den eindeutigen Wendepunkt in meiner Krankengeschichte dar. Ich habe in der Zwischenzeit mit vielen Menschen gesprochen, die gleiche oder ähnliche Krankheitsbilder haben, und ich gebe meine Erfahrungen gerne weiter (daher auch dieser Bericht). Es fällt mir allerdings auf, dass viele Betroffene von ihrer jeweiligen Therapieform (z. B. Gesprächstherapie) ziemlich überzeugt sind, obwohl sie eigentlich über einen längeren Zeitraum nicht wirklich vorankommen bzw. sich keine wirkliche Besserung einstellt. Aus eigener Erfahrung weiß ich auch, dass es für Betroffene sehr schwer ist, Rat von anderen anzunehmen, schließlich hält sich jeder für einen besonderen Einzelfall – bei mir war das nicht anders. Wenn ich gefragt werde, gebe ich guten Gewissens den Rat, diese Form von Psychotherapie, die ich in der Ambulanz der TU Braunschweig gemacht habe, in Anspruch zu nehmen. Welche Krankheit dann diagnostiziert wird und welche Therapieform im Einzelfall vorgeschlagen wird, weiß ich natürlich nicht, ich hatte jedenfalls sehr gute Erfahrungen.

6 Wenn Sie ein Angehöriger sind

Angehörige von Menschen mit einer Agoraphobie fühlen sich oft stark belastet. Durch die immer weiter eingeschränkte Beweglichkeit ihres Angehörigen sind sie direkt von der Erkrankung mit betroffen. Jeden Tag stellen sich aufs Neue Fragen, wenn Sie zum Beispiel mit einer betroffenen Person in einer Partnerschaft leben: *Wie soll ich auf die Wünsche meiner Partnerin reagieren? Ist es richtig, dass ich sie überallhin begleite? Wie soll das alles weitergehen?* Dies sind nur einige Beispiele für die Betroffenheit von Angehörigen. Angehörige müssen häufig auch selbst auf etwas verzichten. Wenn zum Beispiel die eigene Partnerin keine Reise mehr machen kann, dann muss man als Partner entweder alleine fahren oder auf Urlaub ganz verzichten. Viele Gemeinsamkeiten, die vorher unter Umständen als Paar in Form von Aktivitäten gelebt wurden, wie zum Beispiel in die Sauna gehen, Sport treiben (Radfahren, Bergsteigen, Joggen etc.), Veranstaltungen besuchen, ins Kino gehen oder gemeinsam essen gehen, werden für alle Beteiligten zu einer angespannten und verkrampften Situation. Nicht selten führen sie durch gegenseitige Vorwürfe zu Konflikten zwischen Partnern. Was können Sie also als Angehöriger tun?

1. *Machen Sie sich mit den beiden Erkrankungen vertraut*
   Genauso wie der Betroffene selbst sollten Sie sich mit der Panikstörung und der Agoraphobie auskennen. Nur wenn Sie verstehen, wie es zu einer solchen Angsterkrankung kommt, wodurch sie aufrechterhalten wird und wie man sie unter Umständen beheben kann, können Sie als Angehöriger angemessen unterstützen. Wenn Sie den vorliegenden Ratgeber bis hier gelesen haben, dann können Sie möglicherweise schon eine Schlussfolgerung über Ihre Funktion bei der Erkrankung Ihres Angehörigen erkennen.

2. *Erkennen Sie die Funktion Ihres Verhaltens für die Störung*
   Wenn Sie zum Beispiel ein Partner sind, der auf Wunsch seiner erkrankten Partnerin die Vermeidung von Situationen unterstützt und als Begleitperson auftritt, dann haben Sie die Funktion einer Sicherheitsperson. Obwohl Sie also mit Ihrer Unterstützung nur helfen wollen und Ihre Partnerin Ihnen möglicherweise auch oft zu verstehen gibt, wie hilfreich es für sie ist, dass Sie sie begleiten, hält dieses Verhalten die

Störung mit aufrecht. Die Auswirkungen „gut gemeinter" Hilfe zu erkennen, ist daher eine der Hauptaufgaben und zwar nicht nur für Sie als Angehöriger, sondern auch für die betroffene Person selber. Denn selbst wenn Sie als Angehöriger die Funktion verstanden haben, dann können Sie nicht so einfach Ihr bisheriges Verhalten ändern. Nach dem Motto „Sägen Sie keinen Ast ab, auf dem Ihr Angehöriger sitzt", müssen Sie erst gemeinsam Alternativen erarbeiten, wie eine angemessene Unterstützung aussehen kann.

3. *Bieten Sie emotionale und praktische Unterstützung bei den Konfrontationsübungen und der Auseinandersetzung mit beängstigenden Gedanken*
Sie können Ihren Partner(in) dabei unterstützen, sich mit den beängstigenden Situationen und Empfindungen zu konfrontieren. Helfen Sie bei dem Ausfüllen der Arbeitsblätter, überlegen Sie mit, wie man Konfrontationsübungen organisieren könnte und stehen Sie Ihrem(r) Partner(in) bei, wenn er/sie sich mit der Wahrscheinlichkeit und der Schrecklichkeit seiner/ihrer Gedanken und Vorstellungen auseinandersetzt. Ermutigen Sie! Helfen Sie Ihrem Angehörigen, eine Vision von einer Welt mit weniger Angst und Furcht zu bekommen. Machen Sie gemeinsame Pläne für die Zukunft, für Dinge, die Sie wieder gemeinsam tun können.

4. *Seien Sie offen für Veränderungen, die Ihr Angehöriger bei der Bewältigung seiner Angsterkrankung erlebt*
Eine erfolgreiche Therapie der Panikstörung und Agoraphobie kann einen Menschen erheblich verändern. Für Angehörige ist das manchmal schwer nachvollziehbar, wenn sie an dem Therapiegeschehen und damit an dem Veränderungsprozess nicht beteiligt waren. Mit der Erweiterung des Bewegungsspielraumes und der zunehmenden inneren so wie äußeren Freiheit kommt auch wieder mehr Selbstvertrauen und Selbstbewusstsein. Die Abhängigkeit, die Sie vielleicht noch aus den letzten Jahren von Ihrem Partner oder Ihrer Partnerin kennen, kann sich legen. Vielleicht wird der Betroffene sogar viel unabhängiger als Sie sich das gewünscht hätten.

Aus meiner Erfahrung gilt: Je mehr Sie von der Veränderung mitbekommen und auch an dieser beteiligt sind, desto einfacher wird es für Sie als Paar diese Veränderung anzunehmen und für die Gestaltung einer befriedigenderen Beziehung zu nutzen. Für die Paare, wo ein Partner bereits an der Störung erkrankt war, als sie sich kennen lernten, mag es sehr schwer sein, die Veränderungen zu akzeptieren, da Ihnen Ihr Partner wie eine ganz andere Person vorkommen kann. Da ist es manchmal fraglich, ob Sie diese Person überhaupt noch lieben. Wenn Sie als Angehöriger solche Zweifel wahrnehmen, dann scheuen Sie sich nicht, diese mit Ihrem Partner oder Ihrer Partnerin anzusprechen. Im optimalen Fall sollten Sie als Partner von Anfang an in die Behandlung mit einbezogen werden, dann können solche Bedenken umgehend angesprochen und diskutiert werden.

7 Weitere Dinge, die es als Betroffener und Angehöriger zu bedenken gilt

7.1 Bereiten Sie sich auf Schwankungen vor

Selbst nach einer erfolgreichen Behandlung der Panikstörung und der Agoraphobie können Panikanfälle ein Thema bleiben. Woran liegt das? Erstens können Panikanfälle zu jedem Zeitpunkt zufällig ausgelöst werden wie in Kapitel 1 und 2 beschrieben. Das heißt, es ist nicht unwahrscheinlich, dass Sie von Zeit zu Zeit wieder einen Panikanfall haben werden. Hinzu kommt, dass die Gedächtnisspuren lange Zeit verfügbar bleiben. Wenn Sie also aufhören, Gegenspuren zu vertiefen (z. B. durch Konfrontationsübungen) und Sie längere Zeit nicht mehr geübt haben, dann kann es sehr gut sein, dass eine der alten Spuren wieder einmal „durchbricht". Was machen Sie dann? *Werden Sie wieder anfangen, sich Sorgen zu machen? Werden Sie es als eine Erinnerung daran betrachten, wieder einmal zu üben? Werden Sie es als normales Zeichen einer Stimmungsschwankung interpretieren nach dem Motto „Mal geht es mir schlechter, mal geht es besser?"*

> Bereiten Sie sich darauf vor, dass Sie Schwankungen erleben werden. Das Entscheidende ist nicht, ob Sie eine Panikattacke haben, sondern wie Sie mit ihr umgehen, wenn sie da ist.

Man kann zwischen einer normalen Symptomschwankung, einem „Ausrutscher" und einem Rückfall unterscheiden. Sie können sich hier das Bild eines Berges als Vorstellungshilfe nehmen: Nach einer erfolgreichen Therapie sind Sie bildlich gesprochen auf der Spitze des Berges und haben die Flagge dort befestigt. Sie haben also den Berg erklommen. Nun kann es sein, dass Sie nach einiger Zeit und wenig Übung wieder ein Stück hinunter „gepurzelt" sind, ohne es so richtig zu merken. Nun stehen Sie also wieder einen Absatz tiefer und müssen erneut ein Stück hochklettern, um wieder an Ihre Flagge heranzukommen. Das wäre ein „Ausrutscher". Einen Rückfall haben Sie erst, wenn Sie sich am Fuß des Berges wieder finden. Bevor es zu einem Rückfall kommt, macht sich zunächst eine erste Entgleisung im Sinn eines Rückschritts bemerkbar. *Ein Rückfall ist die*

Summe vieler Ausrutscher. In dieser Analogie wird auch deutlich: Sie können nicht einfach einen Rückfall haben. *Nutzen Sie die Vorzeichen als Warnsignal.* Nur wenn Sie sie absichtlich überhören oder übersehen, kann es zu einem Rückfall kommen. Ansonsten können Sie sich auch aus eigener Kraft wieder auf die Bergspitze bringen.

7.2 „Freiheit gibt es nicht umsonst" – Kosten einer Furchtminderung

Bevor der Ratgeber endet, soll zumindest darauf hingewiesen werden, dass die (Rück-)Eroberung Ihres Lebens nicht nur Vorteile bringen kann, sondern auch Kosten beinhaltet. Hiermit sind nicht nur die finanziellen Kosten gemeint, die eine Konfrontationstherapie in ihrer optimalen Gestaltung mit sich bringen kann oder die Kosten für eine Psychotherapie, die im Fall einer Panikstörung und/oder Agoraphobie von der Krankenkasse getragen werden. Hierzu zählen zum Beispiel auch die Kosten, die sich mit einer Veränderung der Person ergeben, die ihre Erkrankung überwindet. Diese Veränderung kann zum Beispiel – wie in Kapitel 7.1 bereits dargestellt – zu Partnerschaftskonflikten führen. Es kann auch sein, dass andere, Ihnen nahe stehende Menschen während der Erkrankung ihre Erwartungen an Sie deutlich reduziert haben. Wenn es Ihnen nun besser geht, kann es sein, dass diese Menschen auch wieder höhere Erwartungen an Sie stellen. Die Erkrankung kann nicht mehr als „Entschuldigung" benutzt werden und Sie müssen unter Umständen wieder mehr Verantwortung übernehmen.

Die Veränderung kann aber auch Ihnen selbst etwas verdeutlichen: Möglicherweise haben Sie zuvor gar nicht gemerkt, wie unzufrieden Sie mit bestimmten Aspekten Ihres Lebens waren. Manche merken erst, nachdem sie sich ihre Freiheit hart erarbeitet haben, wie unzufrieden sie mit dem sind, was sie (nicht) erreicht haben, weil ihre Angst sie immer behindert hat. Das war manchen vorher nicht klar und erst jetzt, wo sie im wahrsten Sinne des Wortes wieder Luft zum Atmen haben, erkennen sie diese Mängel. Sich zu verändern und Freiheit wiederzuerlangen, hat also nicht nur Vorteile. Die meisten meiner Patienten haben sich dennoch für eine Veränderung entschieden. Wichtig ist, dass Sie für sich eine Entscheidung treffen, ob Sie eine Veränderung wirklich wollen.

Wenn Sie nun zurückblicken auf diesen Ratgeber und/oder Ihre eigene Psychotherapie, was würden Sie sagen, ist die wichtigste Erkenntnis für den Umgang mit Angst und Furcht? Kim Basinger (KB) hat nach ihrer Behandlung ein Interview in einer erfolgreichen US-Talkshow gegeben und am Ende einen Dialog zwischen der Furcht und der davon betroffenen Person dargestellt, der ihre wichtigste Schlussfolgerung über den Umgang mit Angst und Panik zusammenfasst:

KB: „Weißt du, Furcht, ich wollte dich fragen, was ich tun kann, um dich zu besiegen. Was kann ich tun?"

Und die Furcht holte tief Luft und sagte: „Also, meine zwei Stärken sind: Ich springe dir ins Gesicht und ich spreche sehr laut."

KB sagt: „Schön und gut, aber wie besiege ich dich?"

Und die Furcht sagt: „Der einzige Weg, wie du mich besiegen kannst, ist, indem du nicht tust, was ich dir sage."

KB: Und das ergab unheimlich viel Sinn für mich. Jedes Mal, wenn ich rausgehe und tief Luft hole und da wirklich irgendeine Angst in mir ist, sage ich mir: „Okay, Furcht, ich habe in meinem Kopf gehört, was du mir sagst, was ich tun soll und ich werde es *nicht* tun!"

Anhang

Literaturempfehlungen

Selbsthilfe-Bücher für Betroffene (die meisten beinhalten mehrere Ängste, nicht nur Panikanfälle und agoraphobische Ängste)

Leidig, S. & Glomp, I. (2003). *Nur keine Panik! Ängste verstehen und überwinden.* München: Kösel.

Mathews, A., Gelder, M. & Johnston, D. (2004). *Platzangst. Ein Übungsprogramm für Betroffene und Angehörige.* (Deutsche Bearbeitung: I. Hand & C. Fisser-Wilke). Freiburg: Karger.

Peurifoy, R. & Renau, Z. (2002). *Angst, Panik und Phobien. Ein Selbsthilfe-Programm.* Bern: Huber.

Schmidt-Traub, S. (2005). *Angst bewältigen (3. Aufl.).* Heidelberg: Springer.

Schröder, B. (2000). *Der Weg durch die Angst. Mit der Konfrontationstherapie Angststörungen überwinden.* Reinbek: rororo.

Wittchen, H.-U. (1999). *Wenn Angst krank macht.* München: Mosaik.

Behandlungsleitlinien

Heinrichs, N., Alpers, G. & Gerlach, A. (2007, in Vorb.). Leitlinie Panikstörung mit und ohne Agoraphobie. Göttingen: Hogrefe.

Weitere, im Ratgeber zitierte Literatur

Margraf, J. & Schneider, S. (1990). *Panik.* Berlin: Springer.

Rost, D. (2001). *Emotionen.* Berlin: Springer.

Spiegel, D. (2001). *Beating anxiety and fear. Patient workbook.* Unpublished manuscript. Boston: Center for Anxiety and Related Disorders at Boston University.

Spiegel, D. A. & Barlow, D. H. (2000). Generalized anxiety disorders. In M. G. Gelder, J. J. López-Ibor & N. C. Anderasen (Eds.), *The new Oxford textbook of psychiatry.* Oxford: Oxford University Press.

Kontaktadressen

Überregionale Kontaktstellen

Deutsche AngstSelbstHilfe e. V. (DASH)
Bayerstr. 77a
80335 München
www.angstselbsthilfe.de oder www.panik-attacken.de

Kontakt- und Informationsstelle für Selbsthilfegruppen (KISS)
Fuhlsbütteler Str. 401
22309 Hamburg

Nationale Kontakt- und Informationsstelle für Selbsthilfegruppen
(NAKOS)
Carl-Mosterts-Platz
40477 Düsseldorf

Selbsthilfe Kontakt- und Informationsstelle
Albrecht-Achilles-Str. 65
10709 Berlin
www.therapie.de (17.000 Psychotherapeuten und Informationen über Psychotherapie)

Auswahl von Institutionen und Personen mit einer Expertise in diesem Störungsbereich

Im Folgenden finden Sie eine Liste von Anlaufstellen, die Ihnen möglicherweise behilflich sein können, eine Psychotherapie zu finden, die ähnlich ist zu der, die in diesem Ratgeber dargestellt wurde. Sie erhalten eine vollständige Liste mit Namen niedergelassener Psychotherapeuten bei Ihrer Krankenkasse oder bei der DASH; die Ambulanzen der Universitäten sind darin in der Regel nicht aufgeführt, an diese können Sie sich in jedem Fall wenden, auch wenn Sie hier nicht mit aufgeführt sind (eine vollständige Liste ist der Webseite www.unith.de zu entnehmen):

Norddeutschland:

Dr. Brigitte Schröder,
Petershagener Straße 11
38259 Salzgitter

Psychotherapieambulanz der TU Braunschweig
(Dr. Christoph Kröger, Prof. Dr. Kurt Hahlweg, Prof. Dr. Nina Heinrichs),
Konstantin-Uhde Str. 4
38106 Braunschweig
(www.psychotherapieambulanz-braunschweig.de)

Verhaltenstherapieambulanz, Psychiatrische Klinik,
Martini-Str. 52
20246 Hamburg
(www.uke.uni-hamburg.de/verhaltenstherapie)

Ostdeutschland:

Ambulanz am Institut für Klinische Psychologie und Psychotherapie der
TU Dresden (Prof. Dr. Jürgen Hoyer)
Hohe Straße 53
01187 Dresden
(http://psylux.psych.tu-dresden.de/i2/klinische/)

Ambulanz der Berliner Akademie für Psychotherapie in Kooperation mit
der Humboldt-Universität zu Berlin
Institut für Psychologie (Prof. Dr. Thomas Fydrich, Dr. Günter Koch)
Glinkastr. 5–7
10117 Berlin
(www.bap-berlin.de)

Ambulanz des Instituts für Psychologie der Ernst-Moritz-Arndt-Universität (Dr. Thomas Reininger, Prof. Dr. Alfons Hamm)
Franz-Mehring-Str. 47
17487 Greifswald

Dr. Sigrun Schmidt-Traub, Psychologische Praxis,
Wegenerstr. 14
10713 Berlin
www.sigrun.schmidt-traub.de

Süddeutschland:

Dr. Stefan Leidig, Privatpraxis für Psychotherapie
Collinistraße 28
68161 Mannheim

Freiburger Ambulanz für Verhaltenstherapie (FAVT)
Institut für Psychologie (Prof. Dr. Dr. Jürgen Bengel)
Universität Freiburg
Engelbergerstraße 41c
79106 Freiburg i. Br.
(*www.psychologie.uni-freiburg.de/zentrale.einrichtungen/ambulanz*)

ZPP Zentrum für Psychologische Psychotherapie,
an der Universität Heidelberg
Psychologisches Institut (Dr. Hinrich Bents)
Hauptstraße 47–51
69117 Heidelberg

Westdeutschland:

Dr. Silke Brand, Psychologische Psychotherapeutin
Köln-Zentrum (Neumarkt)
(www.praxisdrbrand.de)

IPP – Institut für Psychologische Psychotherapieausbildung an der West-
fälischen Wilhelms-Universität Münster
(Prof. Dr. Fred Rist, Dr. Gisela Bartling)
Hoyastraße 1a
48147 Münster

Zentrum für Psychotherapie der Ruhr-Universität Bochum
(Prof. Dr. Dietmar Schulte)
Universitätsstr. 120
44780 Bochum
(www.kli.psy.ruhr-uni-bochum.de)

Deutschsprachige Schweiz:

Universität Basel, Institut für Psychologie
Abteilung für Klinische Psychologie & Psychotherapie
(Prof. Dr. Jürgen Margraf)
Missionsstrasse 62A
CH-4055 Basel
(www.psycho.unibas.ch)

Universität Bern
Psychotherapeutische Praxisstelle
Mittelstr. 42
CH-3012 Bern

Universität Fribourg, Departement für Psychologie
(Prof. Dr. Guy Bodenmann)
Rue de Faucigny 2
CH-1700 Fribourg
(www.unifr.ch/iff/)

Arbeitsblätter

Arbeitsblatt: Welche körperlichen Erkrankungen liegen bei mir vor?

1

Medizinische Vorgeschichte

1. Bestehen Erkrankungen des Herzens oder des Gefäßsystems?

Ja ☐   Nein ☐

Wenn ja, welche _____

2. Bestehen Erkrankungen der Atmungsorgane?   Ja ☐   Nein ☐

Wenn ja, welche _____

3. Besteht eine Zuckererkrankung?   Ja ☐   Nein ☐

Wenn ja, welche _____

4. Liegt eine Nierenerkrankung vor?   Ja ☐   Nein ☐

Wenn ja, welche _____

5. Nehmen Sie irgendwelche Medikamente?   Ja ☐   Nein ☐

Wenn ja, welche _____

Beispiele für häufig verschriebene Medikamente bei Panik und Agoraphobie:

Antidepressiva: Anafranil, Aponal, Insidon, Ludiomil, Saroten, Stangyl, Tofranil

Angstlösende Medikamente: Imap, Bromazepam, Diazepam, Laubeel, Lexotanil, Librium, Oxazepam, Tafil, Tavor, Valium

Beta-Blocker: Propranolol

Welche Untersuchungen wurden bei Ihnen in den letzten 12 Monaten bereits durchgeführt?

1. Kardiologische Untersuchung:

   bereits erfolgt ☐   noch nicht erfolgt ☐

2. Neurologische Untersuchung:

   bereits erfolgt ☐   noch nicht erfolgt ☐

3. Lungenfunktionsprüfung:

   bereits erfolgt ☐   noch nicht erfolgt ☐

4. Untersuchung der Schilddrüse:

   bereits erfolgt ☐   noch nicht erfolgt ☐

5. Untersuchung zur Feststellung der
   Unter- oder Überzuckerungsneigung:

   bereits erfolgt ☐   noch nicht erfolgt ☐

Wenn Sie noch keine Untersuchungen haben durchführen lassen, dann sollten Sie auf jeden Fall *Nr. 1, 4 und 5* machen.

Arbeitsblatt: Liegt bei Ihnen eventuell eine Panikstörung mit oder ohne Agoraphobie vor?

2

1. Gab es Zeiten, in denen Sie aus „heiterem Himmel" (ganz plötzlich, für Sie nicht vorhersehbar) unter einem Ansturm intensiver Angst oder Furcht litten?

   Ja ☐   Nein ☐

2. Hatten Sie mindestens eine weitere solcher Attacken?

   Ja ☐   Nein ☐

3. Haben Sie sich nach dem Auftreten der Attacken über längere Zeit (mindestens vier Wochen) starke Sorgen darüber gemacht, dass ein solcher „Anfall" erneut auftreten könnte?

   Ja ☐   Nein ☐

4. Welche der folgenden körperlichen und/oder gedanklichen Vorgänge haben Sie während des Anfalls erlebt? (bitte ja ankreuzen, falls zutreffend)

   a) Herzrasen, Herzstolpern, Herzklopfen   Ja ☐

   b) Zittern oder Beben   Ja ☐

   c) Atemnot, Erstickungsgefühle   Ja ☐

   d) Beklemmungsgefühle/Schmerzen in der Brust   Ja ☐

   e) Übelkeit und/oder Darmbeschwerden   Ja ☐

   f) Starkes Schwitzen   Ja ☐

   g) Das Gefühl, „neben sich" zu stehen   Ja ☐

   h) Taubheit oder Kribbeln in Körperteilen, meist in Fingern oder Zehen   Ja ☐

i) Furcht, zu sterben   Ja ☐

j) Furcht, verrückt zu werden oder die Kontrolle zu verlieren   Ja ☐

k) Furcht, einen Herzinfarkt zu haben   Ja ☐

Anzahl von Bejahungen in Frage 4: ____

Auswertung Frage 4:
größer oder gleich 4   = Hinweis auf unbegrenzte Panikanfälle
weniger als 4   = Hinweis auf begrenzte Panikanfälle

5. Traten diese Symptome zumindest ab und zu spontan auf und verschlimmerten sich innerhalb weniger Minuten (wurden stärker und/oder zogen weitere körperliche Beschwerden nach sich)?

Ja ☐   Nein ☐

Auswertung:
Wenn Sie die Fragen 1, 2, 3 und 5 mit „Ja" beantwortet haben und bei Frage 4 mindestens zweimal „Ja" angekreuzt haben, dann liegt bei Ihnen wahrscheinlich eine Panikstörung vor.

6. Haben Sie eine übertriebene Angst an Orten, von denen die Flucht schwierig sein könnte?

Ja ☐   Nein ☐

Beispiele für solche Situationen (Kreuzen Sie „Ja" an, falls diese Sie besorgen/ängstigen):

Kaufhäuser   Ja ☐

Auto fahren   Ja ☐

Weit weg von zu Hause sein   Ja ☐

Große, weite Plätze   Ja ☐

Menschenmengen   Ja ☐

Kino, Theater, Konzerte   Ja ☐

Brücken/Tunnel   Ja ☐

7. Haben Sie in diesen Situationen Angst, es könnten Symptome auftreten wie Durchfall, Erbrechen, Ohnmacht und/oder andere unter Frage 4 aufgeführte Beschwerden?

Ja ☐   Nein ☐

8. Schränkt diese Angst/Sorge Ihre Bewegungsfreiheit ein? Vermeiden Sie deshalb das Aufsuchen solcher Situationen oder haben Sie den Umgang mit diesen Situationen erheblich verändert (z. B. nur mit Ihrem Partner zusammen gehen, immer etwas bei sich tragen, um es irgendwie „dadurch" zu schaffen)?

Ja ☐   Nein ☐

Auswertung:
Wenn Sie auf die Frage 6, 7 und 8 mit „Ja" geantwortet haben, liegt bei Ihnen möglicherweise eine Agoraphobie vor. Nun können Sie sehen, ob Sie nur eine Panikstörung haben (Frage 1 bis 5, nicht aber 6 bis 8), eine Panikstörung mit Agoraphobie (Frage 1 bis 5 und 6 bis 8) oder nur eine Agoraphobie ohne Panikstörung (Frage 1 bis 5 nicht in vollem Umfang, Frage 6 bis 8).

Bitte beachten Sie, dass letztlich nur Ihr Psychotherapeut/Arzt entscheiden kann, ob Ihre Probleme auf diese psychischen Störungen zurückzuführen sind. Die Fragen 1 bis 8 geben lediglich einen Hinweis, können eine zuverlässige Diagnose aber natürlich nicht ersetzen.

1. Wenn Ihre Ängste und Sorgen überhand nehmen, d. h. häufig auftreten, intensiv sind und von Ihnen als unkontrollierbar wahrgenommen werden.

2. Wenn die Probleme bereits seit einigen Monaten/Jahren bestehen und trotz aller Versuche Ihrerseits nicht dauerhaft weggegangen sind.

3. Wenn Sie begonnen haben, bestimmten Situationen aus dem Weg zu gehen.

4. Wenn Sie Ihr Leben nicht mehr so führen können, wie Sie sich das wünschen würden und wie Sie es einmal konnten.

Wenn Sie eine der Fragen eindeutig mit „Ja" beantwortet haben, dann sollten Sie Kontakt mit einem Psychotherapeuten aufnehmen.

Meine beängstigenden, körperlichen Beschwerden:

1. _____

   _____

2. _____

   _____

3. _____

   _____

4. _____

   _____

Wie könnten diese Beschwerden mein Überleben sichern?

1. _____

   _____

2. _____

   _____

3. _____

   _____

4. _____

   _____

Welche für mich typischen Verhaltensweisen zeige ich, um mich selbst sicherer zu fühlen, wenn die Möglichkeit besteht, dass ich mit sehr ängstigenden Situationen oder Empfindungen konfrontiert werden könnte?

1._____

_____

2._____

_____

3._____

_____

4._____

_____

Was ging mir während des Anfalls durch den Kopf? Was dachten ich, könnte passieren? Was habe ich zu mir selbst gesagt?

(zum Beispiel: „Oh nein! So ein Mist. Jetzt geht das doch tatsächlich schon wieder los!")

_____

_____

_____

Was befürchte ich, könnte passieren, wenn ich nichts gegen die Beschwerden unternehme?

(zum Beispiel: „Wenn ich hier bleibe, wird es noch schlimmer. Und wenn es noch schlimmer wird, kann mein Körper es nicht mehr aushalten. Er wird zusammenbrechen.")

_____

_____

_____

Dann können Sie sich mit folgenden Fragen auseinandersetzen:

Befürchte ich immer, dass etwas Katastrophales passieren könnte oder nur manchmal?

(zum Beispiel: „Eigentlich immer.")

_____

_____

_____

Befürchte ich immer dasselbe, unabhängig von den Beschwerden, die ich habe? Spielt es eine wichtige Rolle, welche körperlichen Beschwerden auftreten?

(zum Beispiel: „Nein, das hängt ab von den Beschwerden. Wenn mein Herz so rast, denke ich, es ist etwas mit meinem Herzen. Wenn mir schwindelig wird und ich schwitze, denke ich eher, dass ich zusammen breche.")

Welche Ihrer Interpretationen wollen Sie hier diskutieren?

_____

Wie überzeugt sind Sie von der Richtigkeit dieser Interpretation (in % zwischen 0–100)?

_____

Argumente, die für meine Interpretation sprechen	Argumente, die gegen meine Interpretation sprechen	Welche alternativen Erklärungen könnte es für meine Empfindungen geben?	Wie überzeugt bin ich von der ursprünglichen Interpretation der Bedeutung meiner Empfin-dungen? (0–100)

Datum: _____

Rating Skala:

0	1	2	3	4	5	6	7	8
Gar nicht				Mittelmäßig				Extrem

Übung	Empfindungen	Intensität der Empfindung (0–8)	Intensität der Angst (0–8)	Ähnlichkeit zu „spontaner" Panik (0–8)
Kopf für 30 Sekunden von einer zur anderen Seite bewegen				
Kopf für 30 Sekunden zwischen den Beinen platzieren und anschließend schnelles Hochkommen mit Kopf				
Auf einer Stelle laufen – für 1 Minute				
In einem Stuhl drehen – für 1 Minute				
Komplette Körpermuskelanspannung – für 1 Minute				
Hyperventilieren (schnell, tief einatmen, so dass sich insbesondere die Brust hebt und senkt) – für 1 Minute				

Rating Skala: 0 1 2 3 4 5 6 7 8

Gar nicht   Mittelmäßig   Extrem

Übung	Empfindungen	Intensität der Empfindung (0–8)	Intensität der Angst (0–8)	Ähnlichkeit zu „spontaner" Panik (0–8)
Durch einen schmalen Strohhalm atmen – für 2 Minuten				
In ein Licht gucken – für 1 Minute und dann einen Textabschnitt lesen (Licht < 45 Watt)				
In einem heißen, feucht-warmen Raum sitzen – für 5 Minuten (Sie können z. B. mit einem Heizlüfter eine Abstellkammer aufheizen)				
Individuelle andere Übung I				
Individuelle andere Übung II				

(modifiziert nach Spiegel, 2001)

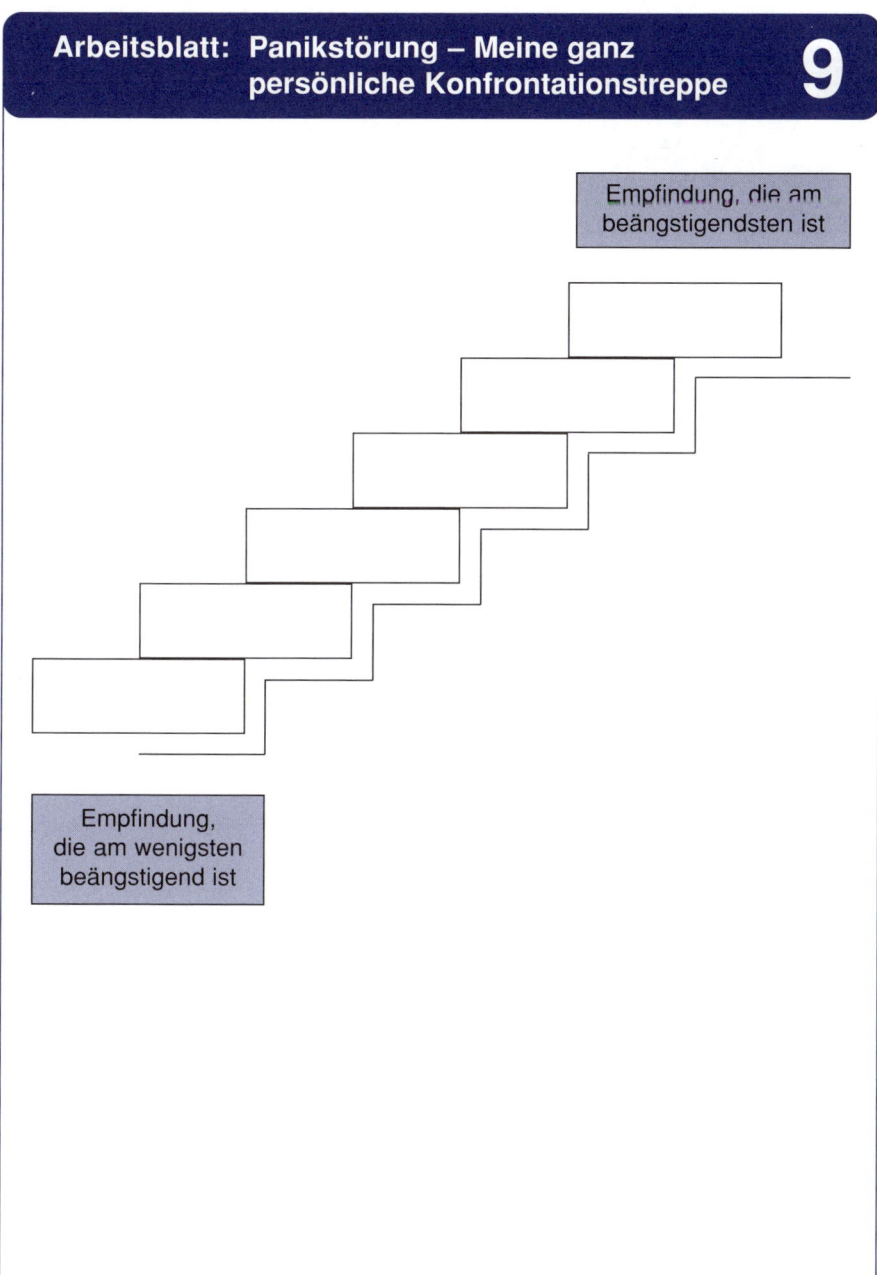

Empfindung, die am beängstigendsten ist

Empfindung, die am wenigsten beängstigend ist

Art/Kategorie	Meine persönliche Verhaltensweise
Automatische Verhaltensweisen	
Dinge, die ich tue, um mir zu versichern, dass es mir gut geht	
Dinge, die ich tue, um körperliche (Miss-)Empfindungen der Angst zu mindern	
Dinge, die ich tue, um mich von Angstauslösern abzulenken oder zu verhindern, dass ich anfange, mir beängstigende Gedanken zu machen	
Dinge, die ich unternehme, um mir selbst zu zeigen, dass die „Tortur" bald vorüber ist/Vermeidung	

Deutsche Übersetzung des Arbeitsblatts von Spiegel (2001)

Arbeitsblatt: Meine persönliche Angst-„Leiter" 11

Rating Skala: 0 1 2 3 4 5 6 7 8
Gar nicht   Mittelmäßig   Extrom

Aktivität	Ein-schätzung Angst (0–8)	Ein-schätzung Ver-meidung (0–8)	Bedingungen, die meine Angst schlimmer machen würden	Bedingungen, die meine Angst besser machen würden

1. Ziel einer Konfrontationstherapie ist es, alles Vermeidungsverhalten zu verhindern und alle Arten von Sicherheitsverhaltensweisen zu unterbinden. Sie sollten deshalb *alle* Situationen aufsuchen, vor denen Sie Angst haben.

2. Während Sie sich bisher in der Situation vermutlich darauf konzentriert haben, was in Ihnen vor sich ging und wie Sie die Situation irgendwie am besten durchstehen können, sollen Sie sich nun nur auf das konzentrieren, was um Sie herum wirklich geschieht. Beschreiben Sie alle Merkmale der Situation, in der Sie sich jeweils befinden. Was können Sie sehen? Schauen Sie insbesondere auf die Dinge, die Ihnen mehr Angst machen.

3. Versuchen Sie nicht, die körperlichen Empfindungen der Furcht zu unterdrücken, sondern tragen Sie so gut Sie können dazu bei, dass diese Empfindungen provoziert werden (zum Beispiel, in dem Sie in einem Fahrstuhl oder in einem Zug durch einen Strohhalm atmen).

4. Auch Gedanken, die Ihre Furcht verstärken, sollten *während* der Konfrontation nicht unterdrückt und auch nicht bearbeitet werden. Sie können diese Gedanken sogar bewusst denken.

5. Warten Sie ab. Geben Sie Ihrer Angst eine Chance, vorüberzugehen. Denken Sie daran, dass die Furcht eine Signalfunktion hat. Wenn Sie sich so verhalten, als gäbe es nichts zu befürchten, haben Sie eine gute Chance, dass Ihr System irgendwann den „Alarm" abstellen wird. Bekämpfen Sie also Ihre Angst nicht, sondern akzeptieren Sie sie. Sie brauchen die Angst, um Ihre Erkrankung zu überwinden.

6. Beobachten Sie, wie Ihre Furcht verläuft. Welche Körperempfindungen haben Sie, wie stark sind diese? Welche Merkmale der Situation tragen dazu bei, sie wieder zu verstärken? Ihre Rolle sollte die eines Beobachters und nicht (mehr) die eines Opfers sein.

7. Verlassen Sie die Situation erst, wenn die Angst merklich abgenommen hat.

8. Denken Sie daran, dass es bei den Konfrontationsübungen nicht darauf ankommt, die Angst *zu umgehen*, sondern mit der Angst *umzugehen*.

9. Üben Sie die Situation so häufig wie möglich und belohnen Sie sich für jede Übung, die Sie durchgeführt haben und zwar unabhängig vom Erfolg der Übung.

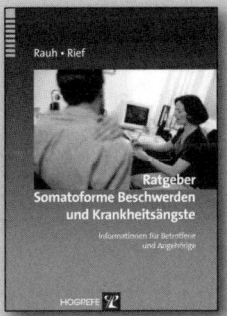
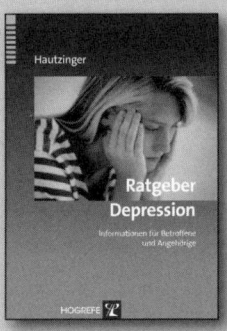
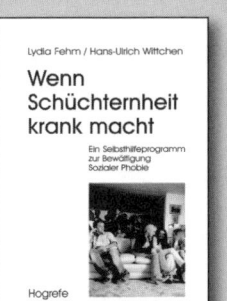
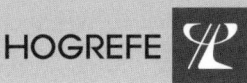

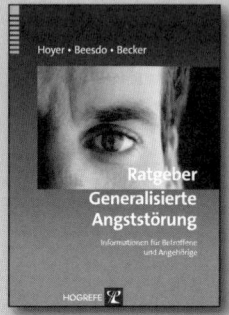
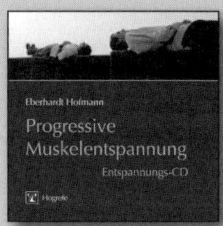
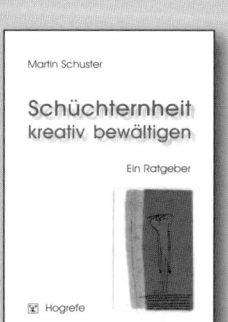
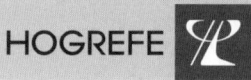